HYGIÈNE

DES

ANIMAUX DOMESTIQUES

DANS

LA PRODUCTION DU LAIT

PAR

CALIXTE PAGÈS

VÉTÉRINAIRE SANITAIRE DE PARIS ET DU DÉPARTEMENT DE LA SEINE
DOCTEUR EN MÉDECINE
DOCTEUR ÈS SCIENCES

PARIS

G. MASSON, ÉDITEUR
LIBRAIRE DE L'ACADÉMIE DE MÉDECINE
120, Boulevard Saint-Germain

1896

HYGIÈNE

DES

ANIMAUX DOMESTIQUES

DANS

LA PRODUCTION DU LAIT

1710-95. — CORBEIL. Imprimerie ED. CRÉTÉ.

HYGIÈNE

DES

ANIMAUX DOMESTIQUES

DANS

LA PRODUCTION DU LAIT

PAR

CALIXTE PAGÈS

VÉTÉRINAIRE SANITAIRE DE PARIS ET DU DÉPARTEMENT DE LA SEINE

DOCTEUR EN MÉDECINE

DOCTEUR ÈS SCIENCES

PARIS

G. MASSON, ÉDITEUR

LIBRAIRE DE L'ACADÉMIE DE MÉDECINE

120, Boulevard Saint-Germain

1896

PRÉFACE

S'il était vrai, comme le veulent quelques savants, que la nature des aliments n'exerçât aucune influence sur la composition chimique du lait, l'hygiène des animaux en lactation se confondrait sensiblement avec l'hygiène des animaux domestiques en général, et le travail que nous nous proposons de faire ici ne pourrait avoir qu'un intérêt restreint ; s'il était vrai même, comme le prétendent un grand nombre d'auteurs, que la matière grasse du lait seule présentât des variations qualitatives et surtout quantitatives suivant les conditions dans lesquelles vivent les femelles laitières, leur état de repos ou de mouvement, le travail plus ou moins considérable qu'on leur impose, les variations thermiques et chimiques de l'air qu'elles respirent, et la nature des aliments dont elles se nourrissent, cette étude ne saurait offrir une grande généralité ; mais s'il est vrai, ainsi que certains physiolo-

gistes l'ont soutenu, que les matières albuminoïdes et le sucre se modifient comme la matière
grasse, quoique dans des proportions moindres:
s'il est vrai surtout, comme nous le pensons
et comme tous les praticiens (agriculteurs, nourrisseurs, etc.) sont unanimes à l'admettre que,
de tous les liquides organiques, le lait soit celui qui
traduit le plus complètement et le plus fidèlement
les changements qui surviennent dans les phénomènes intimes de la nutrition; s'il est vrai enfin,
comme nous espérons le démontrer dans la suite,
que la matière minérale du lait que l'on a toujours
considérée comme particulièrement immuable,
varie notablement dans certaines conditions,
l'étude de l'hygiène des femelles laitières acquiert
une importance considérable au double point de
vue théorique et pratique.

Théoriquement, elle constitue l'un des chapitres
les plus intéressants de la physiologie. En effet,
puisque le lait est un liquide organique qu'on
peut séparer à chaque instant et en quantité notable de l'animal qui le produit; puisque, d'autre
part, sa constitution chimique est toujours adé-
quate à un état nutritif déterminé, il convient
mieux que tout autre liquide, mieux que tout organe à l'étude si difficile, si incomplète et pourtant
si fondamentale de la nutrition; et les femelles
laitières d'espèce, de race, de variété si différentes,

répandues un peu partout à la surface du globe, dans les conditions cosmologiques les plus variées, constituent un champ d'observation et d'expérience pour ainsi dire illimité.

Les chevaux qui, sur le plateau du Thibet, vivent presque exclusivement de viande, ceux qui se nourrissent de foin ou d'herbe, et ceux qui mangent des quantités de grains; les bœufs qui se nourrissent de poisson, comme les islandais pendant une partie de l'année, et ceux qui vont au pâturage; les chèvres qui broutent, c'est-à-dire qui vivent de feuilles d'arbres et de brindilles, et celles qui paissent ou qui mangent seulement du fourrage (naturel ou artificiel); les moutons qui vivent dans les landes au milieu des genêts et des bruyères et ceux qui pâturent dans les prairies basses et humides; le chien qui mange de la viande et celui qu'on nourrit avec du pain ou des légumes, présentent des différences morphologiques et fonctionnelles profondes dont les plus manifestes, les plus extérieures seules sont connues. Quant aux différences intimes, celles qui tiennent toutes les autres sous leur dépendance, elles sont restées jusqu'ici complètement insaisissables. Or ces différences dans l'état nutritif retentissent nécessairement, fatalement, sur la constitution chimique du lait : le lait de la jument du Thibet doit s'éloigner de celui de la jument des

steppes, autant que le lait de cette dernière diffère
de celui d'une jument nourrie de grains; le lait
d'une vache alimentée avec du poisson doit res-
sembler à celui d'une vache allant au pâturage
beaucoup moins que le lait de cette dernière ne
ressemble à celui d'une vache mangeant du fourrage sec; le lait d'une chèvre qui broute diffère
essentiellement de celui d'une chèvre qui paît, etc.
Dès lors il est rationnel de chercher, dans la constitution chimique du lait produit par ces divers
animaux, l'image de l'état nutritif propre à chacun
d'eux.

Pratiquement, l'étude de l'hygiène et de l'alimentation des femelles laitières, quoique très incomplète, rendra quelques services aux industriels
en leur permettant d'établir d'une façon moins
empirique, plus raisonnée que par le passé, les
rations qui conviennent à la production des laits
fermentés, des laits beurriers, fromagers, etc.;
elle sera éminemment utile aux hygiénistes et aux
médecins en leur indiquant les moyens de produire un lait d'une composition chimique spéciale
pour chaque cas particulier de l'organisme sain
ou malade.

D'après ce qui précède, on devine que le
présent travail apporte peu à l'industrie et en
reçoit beaucoup, alors qu'il apporte beaucoup
à l'hygiène et à la médecine et en reçoit peu.

En effet, tandis que les agriculteurs grands et petits (éleveurs, producteurs de fromage ou de beurre, etc.) connaissent pratiquement l'influence de la nourriture sur la composition chimique du lait, et instituent des régimes en rapport avec les résultats qu'ils veulent obtenir; tandis que les plus remarquables de ces praticiens, les agriculteurs jersiais, en sont arrivés à établir pour leurs vaches laitières des rations qui varient avec l'époque de l'année, le moment du jour et la destination économique du lait, les hygiénistes et les médecins tiennent peu de compte des modifications de ce liquide suivant le régime et n'ont, par exemple, qu'un lait de vache, pour l'enfant, l'adulte et le vieillard, pour les malades atteints des affections les plus diverses (pulmonaires, cardiaques, gastriques, rénales, etc.), pour le fébricitant aux puissantes réserves comme pour celui qu'une affection chronique a conduit peu à peu au dernier terme de la consomption.

Il est opportun, urgent, croyons-nous, de démontrer que, dans l'hygiène et la médecine comme dans l'industrie, il existe des laits et non un lait; qu'il y a non seulement des laits d'espèce, de race, de variété et d'individu, mais encore des laits d'alimentation; et cela d'autant plus que ce liquide joue un rôle grandissant dans la nourriture de l'homme à tous les âges et dans tous les états.

Puisque l'allaitement artificiel constitue, par notre faute, un mal de plus en plus nécessaire, nous devons nous efforcer de le rendre moins insuffisant, moins meurtrier. Combien d'insuccès que les médecins attribuent aux différences chimiques du lait de femme et du lait de vache, à la faiblesse constitutionnelle des enfants, aux mauvaises conditions hygiéniques dans lesquelles ils sont placés, et dont la cause réside surtout dans l'alimentation insuffisante, irrationnelle des vaches laitières? Combien de tentatives dangereuses d'allaitement artificiel dont le succès passager est dû beaucoup moins à l'extrême débilité des enfants auxquels elles s'adressent qu'à l'impossibilité dans laquelle se trouve le médecin d'instituer un régime rationnel pour les femelles laitières chargées de les nourrir?

Contrairement aux tendances actuelles de la plupart des hygiénistes, nous pensons que la dénaturation plus ou moins complète du lait soit par la dilution, soit par la cuisson, soit par ces deux moyens réunis, est un mal nécessaire dont il convient d'atténuer les effets en déterminant les laits d'espèce, de race, de variété, d'individu, et surtout d'alimentation qui conviennent le mieux aux jeunes enfants considérés aux diverses périodes de leur évolution. Certainement les modifications chimiques que subissent les principes immédiats du lait, particulièrement la caséine, sous l'influence de la chaleur, favorisent la digestion de ce liquide chez des nouveau-nés débiles incapables de digérer le lait cru sans coupage préalable; mais elles abaissent fatalement la valeur intrinsèque du lait, tout au moins sa valeur comme aliment de croissance, si bien que ce liquide tout en étant très digestible peut devenir, dans certaines circonstances, totalement insuffisant et qu'il faut, dans tous les cas, y renoncer le plus tôt possible.

Pour nous le lait présente sa plus haute valeur nutritive immédiatement après sa formation; il s'altère peu à peu dans la mamelle, il s'altère plus encore en dehors de son réservoir naturel : l'idéal serait donc de le faire téter goutte à goutte au fur et à mesure de son élaboration. Malheureusement la digestibilité varie ici en sens inverse de la valeur nutritive : le lait récemment sécrété nécessite une transformation digestive plus longue, plus intense, plus complète que le lait qui a séjourné longtemps dans la mamelle; la même différence existe entre ce dernier, pris à la mamelle, chaud, vivant, et le lait froid, rassis, qui a subi, à l'air libre, une certaine destruction.

De ce que tout lait très riche en principes immédiats est forcément peu digestible, cela ne veut pas dire que tout lait peu digestible est nécessairement très riche en principes immédiats : tel lait très aqueux, très maigre, mais prompt à la coagulation et à l'autoacidification, sera plus difficile à digérer que tel autre lait, moins aqueux, plus gras, mais plus lent à la coagulation et à l'autoacidification. Justement nous nous proposons de concilier, dans la mesure du possible, la valeur nutritive et la digestibilité par le choix de la femelle laitière et de son alimentation.

L'opportunité et l'importance de cette étude étant ainsi établies dans ce qu'elles ont de plus essentiel, nous devons faire connaître et légitimer la marche que nous avons suivie dans l'exposition.

Pour mettre en évidence l'influence de certaines rations sur la composition chimique du lait, il fallait démontrer d'abord, d'une manière plus générale, l'action des aliments sur cette sécrétion ; et cette démonstration devait elle-même être précédée de l'étude beaucoup plus vaste de l'influence des aliments sur les animaux domestiques : c'est pour cela que la première partie de ce travail est un chapitre de physiologie générale dont la conception systématique tout au moins nous appartient.

Nous avons consacré la deuxième partie à l'étude de l'hygiène et de l'alimentation des femelles laitières considérées dans leur ensemble ; premièrement, en dehors de leur destination économique ; secondement, d'après leur utilisation dans la production du lait fermenté, du lait fromager, du lait beurrier, du lait-aliment et du lait-médicament.

Dans une troisième et dernière partie, les principales femelles domestiques exploitées et exploitables par l'industrie laitière ont été considérées isolément et suivant l'ordre de leur importance. L'indication très sommaire des propriétés physico-chimiques et physiologiques des divers laits précède, amène tout naturellement et éclaire l'étude de l'hygiène qui convient à chacune d'elles : en raison de son importance économique exceptionnelle, la vache laitière a reçu, dans cette partie comme dans le reste de l'ouvrage, tous les développements qu'elle mérite.

HYGIÈNE

DES

ANIMAUX DOMESTIQUES

DANS LA PRODUCTION DU LAIT

PREMIÈRE PARTIE

I

DÉPENDANCE DES ANIMAUX DOMESTIQUES
RELATIVEMENT A LA NATURE DES ALIMENTS

Tout le monde connaît la doctrine de la non-spécificité des aliments et celle de leur équivalence chimique qui en est la conséquence obligée, doctrine soutenue d'un côté par un certain nombre de physiologistes qui prétendent que, chez les animaux supérieurs, la nature des tissus, celle de la graisse par exemple, est indépendante de la nourriture ; d'un autre côté par de grands industriels qui établissent les rations des animaux domestiques en se basant sur le même principe.

Appliquée à la production du lait, cette doctrine a conduit Boussaingault à cette formule irrationnelle et dangereuse : « La nature des aliments n'exerce aucune influence sur la composition du lait, pourvu qu'ils aient le même équivalent chimique ».

Avec quelques savants, avec le plus grand nombre des praticiens, nous opposons à cette doctrine celle de la spécificité et conséquemment de la non-équivalence des aliments, que nous allons démontrer pour les animaux domestiques qui nous intéressent particulièrement ici.

Prenons un cheval, un bœuf, un mouton ou une chèvre, un porc, un chien et un oiseau de basse-cour, l'oie, je suppose, et introduisons dans leur nourriture une quantité croissante d'un aliment dont nous connaissons très exactement la composition chimique : l'huile d'olive, par exemple. Si nous sacrifions ces animaux deux ou trois mois après, nous constaterons que la graisse du porc et celle de l'oie sont jaunes, molles, presque fluides à la température ordinaire ; que la graisse du cheval, quoique moins liquide que la précédente, est beaucoup plus molle, plus jaune que celle des chevaux en bon état ; que la graisse du bœuf, du mouton et de la chèvre est plus jaune et moins dure que celle des autres animaux de même espèce nourris de foin, par exemple ; que la graisse du chien, enfin, diffère seulement de celle d'un chien nourri de pain ou de viande en ce que son point de fusion est un peu plus bas.

Cette expérience conduit à deux conclusions principales :

1° Chez tous animaux domestiques, la nature des aliments exerce une influence sur la composition chimique de la graisse ;

2° Cette influence va croissant du chien aux ruminants, des ruminants aux solipèdes, des solipèdes au porc, du porc aux oiseaux de basse-cour.

Le faible degré de dépendance des carnivores relativement à l'alimentation nous explique pourquoi les physiologistes, qui expérimentent surtout sur le chien, sont très divisés au sujet de l'origine de la graisse chez cet animal ; les uns, avec Subbotin, Radziejewski, admettant que cette graisse a une composition chimique caractéristique ne variant pas avec les glycérides des aliments ; les autres, avec Lebedeff, soutenant l'opinion contraire et l'appuyant sur des expériences dans lesquelles ils auraient constaté qu'un chien nourri de viande et d'huile de lin avait une graisse plus molle, plus riche en oléine qu'un chien nourri de viande et de suif de mouton.

Les recherches que Lebedeff a faites, d'abord sur le chien, ensuite sur d'autres animaux domestiques, nous paraissent très concluantes ; nous reprochons seulement à ce physiologiste d'avoir imposé à la plupart des sujets qu'il désirait soumettre à un régime particulier, un jeûne préalable de trente jours aussi pénible qu'inutile ; il suffisait, pour l'éviter, de prolonger suffisamment l'expérience.

La dépendance considérable du porc et des oiseaux de basse-cour relativement à l'alimentation, nous explique de même pourquoi tous les praticiens qui s'occupent de l'exploitation de ces animaux sont unanimes à admettre que la graisse du porc, de l'oie, du dindon, etc., est très analogue, parfois identique à celle des aliments.

Il est des cas, en effet, où la dépendance de ces animaux peut être considérée comme absolue. Un dindon qui mange pendant un certain temps du tourteau de lin, s'infiltre d'une graisse présentant tous les caractères de l'huile de lin ; soumis à la cuisson, il acquiert un goût et une odeur d'huile rance qui le rendent presque immangeable.

Nous connaissons des industriels qui nourrissent des oiseaux de basse-cour avec des tourteaux et des résidus de distillerie, et qui ne peuvent vendre dans leur localité les animaux ainsi engraissés. Bien mieux, les œufs pondus par les poules, les dindes et les oies ainsi nourries, renferment une graisse qui se rapproche beaucoup de celle des aliments et qui acquiert aussi, sous l'influence de la cuisson, un goût et une odeur désagréables.

Si l'on donne des poissons à nos oiseaux de basse-cour, au bout de peu de temps leur graisse est aussi molle, aussi fluide que celle des oiseaux ichthyophages qui vivent sur le bord des mers.

La dépendance du porc, relativement à l'alimentation, est presque aussi grande que celle des oiseaux de basse-cour.

Nourri avec du poisson, cet animal acquiert rapidement une graisse molle, grisâtre, des muscles pâles, terreux qui donnent à son corps, préparé pour la boucherie, l'aspect d'un véritable cadavre ; nourri avec du tourteau de noix rance, il n'est plus livrable à la consommation, et celui qui vend un porc ainsi engraissé peut être contraint par les tribunaux à en rembourser intégralement la valeur, si l'acheteur demande l'annulation de la vente.

Deux exemples remarquables ont été cités par A. Raynaud, dans la *Revue vétérinaire* (novembre 1879). « Il s'agissait de deux porcs qui avaient été nourris pendant quelque temps de vieux nougat, et dont la viande exhalait l'odeur propre à ce tourteau ; cette odeur désagréable s'exaltait beaucoup sous l'influence de la cuisson. L'un de ces animaux avait été vendu à un particulier par un charcutier qui consentit, sans récriminer, à échanger la viande, se soumettant ainsi à ce qui est inscrit depuis un temps immémorial, non dans la loi, mais dans la conscience publique. Dans le département du Tarn et autres régions du midi de la France, il est admis, en effet, que la vente du porc ayant goût de vieux nougat (tourteau) est nulle, alors même qu'on n'aurait reconnu cette fraude qu'après la mise au pot. »

Non moins évidente et non moins dominatrice est l'action des tourteaux d'olives que des agriculteurs peu scrupuleux donnent quelquefois à leurs porcs ; l'huile contenue en petite quantité dans ces masses dures, pierreuses, pénètre peu à peu tout l'organisme et se dépose finalement dans le tissu conjonctif sous-cutané, intermusculaire et dans les autres cavités séreuses avec une abondance telle qu'une observation superficielle attribuerait certainement une origine pathologique à ces épanchements normaux. A notre avis, c'est l'exemple le plus frappant, le plus démonstratif de l'assimilation, sans transformation chimique, de certains glycérides ; lorsqu'il sera suffisamment connu des physiologistes, l'hypothèse de la formation, au sein de l'organisme des animaux supérieurs, de tous les corps gras qui y sont contenus, ne pourra plus être défendue, et la dépendance plus ou moins grande de ces animaux relativement à l'alimentation sera admise sans conteste.

En raison probablement des particularités de leur digestion, les ruminants sont moins sensibles que les suidés et les solipèdes aux variations chimiques de la nourriture; néanmoins la graisse ingérée influe toujours et parfois considérablement sur celle qui se dépose au sein des tissus.

L'usage immodéré des tourteaux de lin, par exemple, rend la graisse jaunâtre, molle, fusible à une température plus basse que celle des animaux nourris de foin, de grains, etc.; à la longue il communique à la viande un goût et une odeur désagréables qui se manifestent surtout par la cuisson.

Le fenugrec produit, d'une façon plus rapide, un résultat analogue.

Dans la *Revue vétérinaire* du mois de février 1888, M. Peuch signale l'influence pernicieuse de la graisse de cette plante sur deux veaux de cinq à six mois qui, malgré leur belle apparence, furent vendus à très bas prix, en raison de l'odeur repoussante qu'exhalait leur viande.

Un agronome très distingué du midi de la France, M. Téron de Montaugé, a observé que cette légumineuse nourrit fortement le bétail, excite son appétit, l'engraisse vite, mais qu'elle communique à la chair une odeur très prononcée la rendant à peu près impropre à la consommation. (*Société d'agriculture de Toulouse*, séance du 15 mai 1889.)

Enfin M. Malet (*Revue vétérinaire*, 1891) a étudié, expérimentalement, les effets du fenugrec sur le lapin. De ses nombreuses recherches, il tire les conclusions suivantes : 1° un seul repas de fenugrec, consommé vert, suffit pour communiquer à l'animal l'odeur propre à cette plante ; 2° cette odeur a complètement disparu dans la viande quatre jours après ce repas unique ; 3° il suffit de supprimer le fourrage vert quinze jours avant la vente de l'animal engraissé pour que la viande ait récupéré son odeur et sa saveur normales ; 4° l'élimination se fait par la peau lorsque le fourrage a été consommé en fleurs ; elle a lieu surtout par le lait, les urines et les excréments si les gousses et les graines sont formées.

M. Malet croit à l'élimination totale de cette matière odorante ; nous admettrions volontiers la destruction partielle, au sein de l'organisme, d'une partie de cette substance ainsi que de l'oléine qui lui sert probablement de véhicule : on sait que les huiles essentielles et les corps aromatiques qu'elles contiennent sont rapidement mis en réserve, mais qu'ils sont, non moins vite, repris par le mouvement nutritif.

Ce n'est pas seulement par l'incorporation directe, sans transformation chimique, des glycérides qu'ils contiennent, mais encore par la nature de leurs principes immédiats capables d'engendrer de la graisse au sein de l'organisme, que les aliments influent sur la composition chimique de la graisse du corps. Chez les animaux que nous venons d'étudier, les matières albuminoïdes, par exemple, produisent surtout de l'oléine, mais une oléine qui diffère sans doute beaucoup de celle des huiles ordinaires (en physiologie et plus encore en zootechnie, on ne peut se contenter d'admettre une seule oléine, une seule palmitine, une seule stéarine, comme on le fait en chimie ; car chacun de ces glycérides peut présenter, dans les tissus vivants, des propriétés essentiellement différentes).

Sous l'influence d'une alimentation riche en ces substances, le point de fusion de la graisse s'abaisse sensiblement chez les suidés, les solipèdes et les ruminants. Un porc nourri de viande engraisse rapidement, mais, en raison du peu de fermeté de son lard et au goût fade de sa viande, il est considéré par les charcutiers comme un animal de qualité inférieure. Chez les ruminants, les aliments qui renferment de fortes proportions d'albumine, comme la farine de viande, les tourteaux d'arachide, etc., favorisent la formation de la graisse sous-cutanée, dite encore graisse de couverture, qui se distingue de la graisse intérieure ou suif par sa richesse en oléine.

Ce n'est pas seulement le point de fusion de la graisse, la région du corps où elle se dépose, mais encore et surtout la rapidité de sa régression pendant le travail ou l'abstinence, qui varient suivant la composition chimique des aliments : la graisse formée sous l'influence du seigle cuit, du maïs-fourrage, des tourteaux, etc., chez le bœuf, disparaît avec une rapidité surprenante ; il en est de même de celle qui provient, chez le porc, de l'alimentation par les carottes.

Le chien lui-même, soumis à l'abstinence, maigrit plus ou moins vite suivant qu'il était nourri préalablement avec tel ou tel aliment, ce qui prouve que sa graisse dépend de celle qu'il ingère beaucoup plus qu'on ne le croit généralement. Ainsi, lorsqu'il a été nourri de viande dégraissée, sa graisse disparaît très rapidement par l'abstinence, tandis que s'il a été alimenté avec du lard, l'amaigrissement se produit avec beaucoup plus de lenteur, et n'est jamais aussi intense que dans le cas précédent : après un long jeûne, le chien qui a été nourri préalablement de lard, présente encore des réserves notables de graisse.

D'après ce qui précède on voit que la nature des aliments influe à la fois sur la composition chimique de la graisse du corps, sur sa distribution anatomique et sur quelques-unes au moins de ses propriétés physiologiques ; en sorte que l'on peut obtenir à volonté une graisse molle, riche en oléine, pauvre en stéarine, ou une graisse dure, riche en stéarine, pauvre en oléine; une graisse externe, dite de couverture, pénétrant parfois dans l'intérieur des muscles et produisant alors ce que les bouchers appellent le persillé, ou une graisse interne, abondante surtout autour des reins; une graisse molle, huileuse, disparaissant rapidement sous l'influence de l'abstinence ou du travail, ou une graisse plus ferme, riche sans doute en palmitine, d'une valeur nutritive considérable, capable d'entretenir pendant longtemps l'activité d'un organisme privé de nourriture.

Quoique le sang, les muscles, les os et autres tissus aient une composition chimique beaucoup plus complexe que celle du tissu adipeux et que leurs variations soient, par suite, plus difficiles à saisir, ils n'en présentent pas moins des exemples manifestes de leur dépendance relativement à l'alimentation. Ainsi, d'après les expériences malheureusement incomplètes de Ferdinand Papillon, chez les jeunes animaux le phosphate de chaux peut être remplacé, transitoirement tout au moins, par des phosphates isomorphes de magnésie et de strontiane.

La densité des muscles, leur coloration, la rapidité, la durée et l'intensité de leur rigidité varient considérablement avec la nourriture. Chez le porc nourri de poisson, les muscles sont pâles, presque décolorés; leur rigidité est tardive.

incomplète et de courte durée ; chez les bœufs désignés sous le nom de sucriers, parce qu'ils ont été nourris avec des résidus industriels (pulpes de betteraves, etc.), la viande est grisâtre, molle, sans arome ; la rigidité cadavérique ne se produit que longtemps après l'abatage ; elle est toujours de courte durée à cause de la décomposition rapide des tissus ; parfois même elle n'existe pas.

Le sang subit l'influence des variations de nourriture plus rapidement et plus complètement que les tissus précédents ; la couleur, la rapidité de la coagulation, le volume, la rétractilité du caillot varient dans des proportions énormes. En général les aliments qui produisent des muscles très consistants, de couleur foncée, subissant très vite la rigidité cadavérique, engendrent aussi un sang qui, exposé à l'air, présente une couleur rouge brillant, caille en quelques instants, et donne un gros caillot.

Dans notre thèse vétérinaire inaugurale sur l'*Ervum lens*, nous citons l'exemple de certains chevaux qui, après avoir mangé pendant quelque temps de la farine d'ers, avaient un sang tellement coagulable que la saignée en était difficile, le sang se coagulant dans l'ouverture faite par la flamme à la peau et à la jugulaire.

II

ACTION SPÉCIFIQUE DES ALIMENTS.

La dépendance de l'organisme des animaux domestiques relativement à l'alimentation nous conduit à l'action spécifique des aliments dont elle est la condition nécessaire, mais non suffisante. Elle en est la condition nécessaire car, si la constitution chimique des tissus était invariable, l'action modificatrice des divers aliments ne saurait être admise; elle n'en est pas la condition suffisante puisque des aliments d'une composition différente peuvent, *a priori*, exercer sur l'organisme une influence identique.

Il s'agit donc de démontrer maintenant que chaque aliment a une action spéciale. Comme cette action varie notablement d'une espèce à une autre, nous considérerons isolément quelques-uns de nos animaux domestiques.

Prenons d'abord un certain nombre de chevaux aussi semblables que possible par la race, l'âge, l'organisation, etc., et divisons-les en deux lots qui seront nourris, l'un de paille, de foin et de maïs, l'autre de paille, de foin et d'avoine. Nous comparons l'influence du maïs et celle de l'avoine, d'abord et surtout parce qu'elles sont essentiellement différentes; ensuite parce que ces deux aliments sont justement ceux que les partisans de l'équivalence chimique substituent le plus fréquemment l'un à l'autre dans les rations du cheval d'industrie.

Au bout d'un certain temps, les chevaux nourris de maïs, considérés au repos, présenteront des formes arrondies et un poil remarquablement luisant qui leur donneront l'apparence d'animaux en très bon état ; mais si on leur impose un travail, même léger, si on leur fait parcourir au trot une dizaine de kilomètres par exemple, la fréquence des défécations, l'abondance de la sueur, la perte de poids (qui pourra s'élever au-dessus d'un kilogramme par kilomètre pour un animal de taille moyenne), témoigneront du peu de résistance de ces animaux.

Les chevaux nourris d'avoine auront un poil moins luisant, moins soyeux, des formes moins arrondies que les précédents ; les muscles seront saillants, les veines dessineront sous la peau de nombreux réseaux ; pendant le travail, ils ne présenteront pas les défécations abondantes et fréquentes qui font dire aux praticiens que les chevaux se vident, ni les sueurs profuses, ni l'accélération de la respiration, ni la diminution de poids qui sont l'attribut des chevaux faibles.

Si nous sacrifions pour la boucherie les chevaux des deux lots, nous constaterons des différences

considérables entre les premiers et les seconds.
Le sang des chevaux nourris de maïs coagule lentement, la couche des globules blancs qui sur-
monte le caillot est épaisse ; les muscles sont
pâles, peu denses ; la graisse est très abondante,
molle, presque huileuse ; elle est répandue un
peu partout, sous la peau, entre les muscles,
dans l'abdomen, mais la graisse de couverture
prédomine néanmoins.

Chez les chevaux nourris d'avoine le sang coagule plus rapidement et le caillot noir est plus
volumineux ; les muscles sont incomparablement
plus foncés et plus fermes ; la graisse n'est pas
aussi abondante mais elle est plus blanche, plus
dure que celle des chevaux précédents dont elle
diffère encore par sa distribution anatomique : il
est remarquable en effet que, chez les chevaux
nourris d'avoine, la graisse se dépose surtout à la
face interne de la paroi abdominale.

A volume égal, les chevaux qui ont reçu du
maïs pèsent moins que ceux qui ont mangé de
l'avoine : leur rendement est moins élevé, et
comme, de leur vivant, ils avaient les apparences
trompeuses d'animaux en très bon état, les bouchers hippophagiques les désignent sous le
nom de chevaux *soufflés*, expression qui, dans le
commerce de la boucherie, sert à désigner d'une
manière générale tous les animaux engraissés

rapidement avec des aliments produisant des tissus mous, spongieux, gorgés de sérosité.

De l'examen ante et post-mortem qui précède, il résulte que le maïs a favorisé surtout la formation d'une abondante lymphe interstitielle, au sein de laquelle la graisse s'est déposée rapidement et en grande quantité, tandis que l'avoine a augmenté la partie solide des tissus (globules rouges de sang, fibres musculaires des muscles striés et matière ferrugineuse qu'elles contiennent, etc.) : la graisse ne s'est formée que tardivement, lentement et en faible proportion.

Les bouchers hippophagiques, qui tiennent peu de compte des modifications du sang en raison de la faible valeur commerciale de ce liquide, mais qui par contre s'intéressent beaucoup à celles du tissu adipeux et du tissu musculaire, traduisent habituellement leur opinion bien arrêtée et unanimement admise sur l'influence de l'avoine en disant : *l'avoine nourrit la viande.*

En résumé, le maïs et l'avoine exercent sur le cheval une influence qualitativement différente, et leur équivalence chimique ne saurait être admise.

Nous pourrions facilement multiplier les exemples en prenant d'autres aliments dont l'action serait tout aussi différente que celle de ceux que nous venons d'examiner, mais nous croyons que, pour le cheval, la spécificité des aliments est ainsi suffisamment démontrée, et nous allons faire immédiatement la même démonstration pour le bœuf.

Chez cet animal, le maïs exercera une action si rapide et si intense qu'on ne pourra en administrer, sous peine d'accident, qu'une petite quantité. Les nourrisseurs parisiens qui font usage de la farine de maïs, n'en donnent qu'un litre et demi à deux litres par jour et par vache ; une ration plus élevée entraîne certainement des accidents congestifs et inflammatoires (éruption des mamelles, etc.) qui font dire à ces industriels que le maïs, chez la vache laitière, pousse au sang.

En réalité, comme chez le cheval, cet aliment produit une lymphe très abondante, une graisse molle et jaunâtre qui se dépose abondamment dans le tissu conjonctif sous-cutané, entre les muscles et dans l'intérieur même de ces organes.

Au contraire, lorsque le bœuf est nourri avec la lentille ervilière, avec les fèves et autres graines, les muscles prennent un grand développement, et la graisse blanche, dure, mamelonnée, ne se dépose que tardivement. Nous avons souvent entendu des agriculteurs méridionaux dire à ceux qui préparaient des animaux de l'espèce bovine pour la boucherie : « Voulez-vous de la chair ? donnez des fèves ! »

Depuis quelques années, les nourrisseurs de Paris et de la banlieue font un grand usage de la farine de cocotier, dont nous verrons plus tard l'in-

fluence sur le lait ; comme la drèche de brasserie,
cette farine donne aux vaches laitières des formes
arrondies et un poil brillant qu'un observateur
non prévenu considérerait comme des signes d'une
bonne constitution. Or, lorsque ces animaux sont
livrés à la boucherie, après un an ou deux de ce
régime, les muscles sont pâles, mous, peu volumineux : le rendement est faible.

Récemment nous visitions l'étable d'un nourrisseur dont les vaches, d'une très belle apparence,
reçoivent tous les jours de la farine de cocotier ;
cet industriel nous déclara qu'il allait renoncer
bientôt à l'emploi de cet aliment, non pas à cause
du lait, qui lui paraissait de bonne qualité, mais
à cause de la bouffissure de ses vaches laitières :
« La farine de cocotier, nous dit-il, me donne un
bon lait ; mais, au bout d'un certain temps, mes
vaches n'ont plus de viande. »

Enfin, de tous les aliments capables de déterminer le soufflage du bœuf préparé pour la vente,
le plus étonnant est certainement le seigle cuit (en
grains) ; en quelques jours il donne à cet animal
une apparence tellement trompeuse que son emploi
est considéré presque comme déloyal par les
paysans eux-mêmes.

Le mouton et la chèvre nous offrent aussi de
nombreux exemples de l'action spécifique des aliments ; entre les feuilles des arbres et les brin-

dilles qui produisent des muscles denses, fortement colorés et une petite quantité de graisse à point de fusion élevé, se déposant surtout dans le canal médullaire des os longs, et l'herbe des prairies basses qui donne des muscles pâles, une lymphe abondante et beaucoup de graisse, il existe des différences qualitatives considérables que tous les bergers connaissent.

Si l'on soumet à des marches forcées deux troupeaux de chèvres qui se nourrissaient précédemment, l'un de feuilles d'arbre et de brindilles, l'autre d'herbe, on ne tarde pas à observer que les bêtes du premier troupeau, qui paraissaient assez maigres au départ, se maintiennent sensiblement dans le même état et paraissent peu fatiguées, tandis que les bêtes du deuxième troupeau, grasses au moment du départ, maigrissent rapidement et sont bientôt à bout de forces.

De toutes les feuilles utilisées jusqu'ici dans la nourriture des animaux de l'espèce ovine et de l'espèce caprine, celles qui paraissent donner le plus de vigueur, le plus de résistance, sont les feuilles de lierre; viennent ensuite les feuilles d'acacia, d'orme, de mûrier, etc. A côté des feuilles et des brindilles, il faut placer l'ajonc et la bruyère qui permettent l'élevage du mouton sur des terres humides, en contre-balançant l'action anémiante de l'herbe qui pousse sur ces terres.

Nous reviendrons avec plus de détails sur l'action si opposée de ces aliments lorsque nous traiterons de l'alimentation de la brebis et de la chèvre laitières.

De tous les animaux domestiques, le porc est encore celui qui démontre, avec le plus d'évidence, l'action spéciale, dominatrice de certains aliments. Habituellement on commence l'engraissement de cet animal avec la pomme de terre, le topinambour, la châtaigne, etc., et on le finit avec le maïs. Le porc le plus estimé est celui qui a été nourri successivement de châtaignes et de maïs : ses tissus sont fermes, savoureux, son lard se conserve longtemps.

Au contraire, le porc engraissé avec des carottes présente au plus haut degré les caractères de l'animal dit soufflé : ses muscles n'ont ni la couleur, ni la consistance, ni la saveur de ceux du porc engraissé au maïs; sa graisse est molle, jaunâtre, imbibée d'une lymphe abondante ; son lard, très épais mais peu consistant, se conserve difficilement.

L'influence des aliments sur les animaux domestiques est fatalement d'autant plus grande que ces animaux sont plus jeunes; leur action spécifique sera donc plus manifeste chez le veau, le poulain, l'agneau, etc., que chez les types de même espèce arrivés à l'état adulte.

Il est même naturel de supposer que certains tissus qui, une fois formés, ont une fixité histologique et chimique considérables, peuvent varier tout autant que les autres tissus lorsqu'ils sont jeunes, c'est-à-dire en pleine évolution.

Bien plus, il peut se faire que certains aliments soient indispensables à la formation de tel pigment, de tel tissu, de tel organe. Dans son *Traité de zootechnie générale*, M. Cornevin en cite deux remarquables exemples :

1° Les perroquets nourris de poisson siluroïde sont tapirés de rouge et de jaune;

2° Les veaux nourris de poissons n'ont pas de cornes.

A notre avis il serait difficile de trouver un exemple démontrant, avec plus d'évidence que ce dernier, la dépendance de l'organisme et particulièrement de son développement relativement à la nature chimique des aliments.

Nous avons dit, au début de ce chapitre, que l'action spécifique des aliments variait d'une espèce à l'autre : le maïs, par exemple, n'influe pas de la même façon sur le cheval, le bœuf et le porc.

Elle varie encore avec la température, pour parler plus exactement, avec le climat : ainsi l'influence de l'avoine n'est pas la même dans les pays chauds que dans les pays tempérés ou froids;

en France cet aliment est bien supérieur à ce qu'il est en Afrique ; l'inverse a lieu pour l'orge. En sorte que si l'avoine est le premier des aliments pour les chevaux des climats tempérés et froids, il cède cette place à l'orge pour les mêmes animaux vivant dans des climats chauds.

Cette action varie encore suivant des conditions de race, d'individu, de milieu sur lesquelles nous ne pouvons insister ici.

De ce que chaque aliment a une action spéciale sur les animaux, cela ne veut pas dire qu'il n'y ait rien de semblable, rien de commun dans l'action des aliments qui se rapprochent le plus par leur composition chimique. Il peut arriver, par exemple, que deux aliments exercent une influence analogue sur la graisse, qu'ils donnent tous les deux la graisse de couverture, je suppose, comme le maïs, les tourteaux, etc., et que leur action sur les autres tissus soit absolument différente ; il peut se faire même que deux aliments agissent à la fois et d'une façon presque identique sur deux ou trois tissus comme la féverole et l'avoine chez le cheval, l'ers ervilier et les fèves chez le bœuf, la pomme de terre et la châtaigne chez le porc, l'avoine et le sarrasin chez les oiseaux de basse-cour.

En d'autres termes il faut distinguer, pour chaque aliment, l'action totale et l'action partielle ; l'action totale, tellement complexe, qu'il n'est pas possible d'imaginer, *a priori*, qu'elle puisse être identique pour deux aliments quelconques ; l'action partielle sur tel ou tel tissu, beaucoup plus simple, qui pourra être commune à plusieurs aliments. Il serait même intéressant, utile, pour les zootechniciens, d'établir sur ce principe une nouvelle classification des aliments ; cette classification physiologique primerait la classification chimique actuellement admise jusqu'au jour, très éloigné sans doute, où l'analyse d'un aliment nous révélera sa composition intime.

Pour éviter tout malentendu nous tenons à faire ressortir que, dans les considérations précédentes, nous avons en vue la physiologie et nullement l'exploitation économique des animaux domestiques. De ce que, pour les animaux de travail par exemple, un aliment produit plus de vigueur, d'énergie, de résistance qu'un autre, cela ne veut pas dire qu'il doive lui être préféré dans tous les cas ; il existe malheureusement des circonstances où il est avantageux de donner à ces animaux une alimentation insuffisante, compatible seulement avec un petit travail et une usure rapide. Nous disons « malheureusement », car si ce mode d'exploitation procure des bénéfices, c'est uniquement aux dépens de la santé et du bien-être de nos collaborateurs domestiques.

Qu'il nous soit permis de ne pas terminer ce chapitre sans dire quelques mots de la dépendance de l'homme relativement à l'alimentation et de ses conséquences : l'absence de tout travail systématique sur ce sujet nous y autorise, et même nous y invite.

Si l'on s'en rapporte à l'extérieure apparence, notre espèce dépend beaucoup, à un moment donné, de sa nourriture. L'influence du poisson, par exemple, n'est pas moindre chez l'homme que chez le porc : dans son mémoire sur les *Relations du physique et du moral,* Cabanis signale la corpulence inerte et froide de certains peuples ichthyophages ; la mollesse de la graisse sous-cutanée et principalement de celle des pommettes, chez les Esquimaux, est un fait d'observation vulgaire.

Comme chez les animaux, la distribution anatomique de la graisse varie suivant l'aliment dont elle provient : les aliments riches en matières albuminoïdes, comme la viande, produisent une graisse sous-cutanée abondante, tandis que certains féculents comme les haricots, les lentilles, etc., favorisent surtout la formation de la graisse interne.

Puisque la constitution chimique de nos tissus dépend en partie de la nourriture, chaque aliment doit avoir sur nous une action propre. La démonstration n'est pas aussi facile que pour les animaux

domestiques qui ont été spécialisés dans un but
économique ; il paraît certain, néanmoins, que
certains aliments agissent surtout sur le sang et
les muscles, d'autres sur les glandes, d'autres sur
les centres nerveux.

La viande augmente le nombre des globules
rouges du sang ; elle favorise l'activité et le développement des muscles : la plupart des athlètes
doivent leur force musculaire bien moins à leurs
aptitudes naturelles qu'à la combinaison des
exercices violents et du régime carné.

Au point de vue de la résistance au travail, à
l'abstinence, le lard de bonne qualité est pour
l'homme un aliment incomparable ; comme chez
le chien il donne une graisse spéciale, très
différente de celle que produisent les matières
albuminoïdes et les féculents. Il n'est pas irrationnel de supposer même que cet aliment influe
spécialement sur l'assimilation ou tout au moins
sur la conservation au sein de l'organisme de certaines matières minérales : ses bons effets dans la
dénutrition phosphatée qui accompagne toujours
la tuberculose en seraient une preuve évidente.

Une nourriture composée de certains poissons
favorise incontestablement le travail cérébral. —
Agassiz lui-même, qui était profondément religieux,
avoue que son esprit était plus vif, plus lucide,
après un repas constitué surtout par cet aliment.

S'il est des aliments intellectuels comme le poisson, et même des liqueurs intellectuelles comme le café, il est aussi des aliments qui ralentissent considérablement l'activité cérébrale. Dans son admirable ouvrage *Du physique et du moral*, Cabanis en cite un exemple absolument remarquable : dans les pays où le châtaignier constituait jadis l'arbre à pain, comme le Limousin, la Bretagne, etc., les ministres du culte catholique observaient souvent que leurs efforts pour enseigner la religion et la morale étaient particulièrement infructueux au moment des châtaignes vertes.

Parmi les aliments intellectuels il en est qui, en dehors de leur action générale sur les centres nerveux, exercent une influence spéciale sur un département cérébral : les uns agissent sur l'instinct destructeur, les autres sur l'instinct sexuel, etc. Ainsi l'usage de la viande rend les animaux batailleurs, parfois féroces ; cela s'observe non seulement chez les carnivores mais encore et d'une façon plus caractéristique chez les ruminants domestiques, d'habitude si paisibles, si craintifs : les moutons de ferme de Joinville, qui recevaient de la poudre de sang, ne tardèrent pas à acquérir un caractère emporté, violent, agressif ; les moutons et brebis qui, dans les abattoirs, conduisent leurs pareils au sacrifice, acquièrent peu à peu une vigueur et un courage qui leur permettent parfois de terrasser les grands chiens de berger: le sang et les débris animaux qu'ils consomment dans leurs pérégrinations à travers les échaudoirs sont sans doute pour quelque chose dans cette transformation étonnante du caractère.

La viande crue a une influence bien plus considérable que la viande cuite; quelques observations faites sur le chien semblent le démontrer.

D'une manière générale, l'alimentation par le poisson agit sur l'instinct sexuel; certaines espèces sont justement considérées comme de puissants aphrodisiaques. L'influence de cet aliment varierait du reste non seulement avec l'espèce mais avec l'époque de l'année: d'après Cabanis l'usage inconsidéré de quelques espèces de poissons, prises au moment du frai, aurait fait naître parfois, chez certaines populations du littoral, une véritable fureur pour les plaisirs de l'amour.

Chez les animaux domestiques, l'aliment qui excite les plus l'instint sexuel paraît être le fenugrec; les vaches et les brebis qui en reçoivent comme supplément de ration, entrent habituellement en rut au bout de quelques jours. C'est même là une des raisons qui déterminent souvent les agriculteurs méridionaux à ne pas donner cette plante aux animaux à l'engrais, le retour des chaleurs amenant toujours, chez ces derniers, un amaigrissement notable. Nous avons observé récemment que l'ortie dioïque favorise le retour des chaleurs chez les vaches laitières.

Il ne nous appartient pas de faire ressortir ici l'importance que peuvent avoir, pour notre espèce, les considérations relatives à l'action spécifique des aliments; nous sommes chargé d'établir des rations pour des femelles laitières et non de déterminer les aliments qui conviennent à un penseur ou à un manouvrier. On nous permettra néanmoins de déplorer l'absence de tout travail systématique sur ce sujet. A un moment où les animaux domestiques reçoivent des rations si différentes suivant leur destination économique, il est au moins étrange de voir l'homme se nourrir d'une façon presque identique dans les situations infiniment variées créées par la civilisation.

III

DÉPENDANCE DU LAIT RELATIVEMENT A L'ALIMENTATION.

Que le lait provienne d'une décomposition des glandes lactifères, comme le veut Voit ; qu'il se forme par une sorte d'exsudation venant du sang, comme le soutiennent Kemmerich et Zahn, ou qu'il résulte à la fois de la liquéfaction du tissu cellulaire et de l'exsudation du plasma sanguin, il n'en constitue pas moins, au même titre que la lymphe et le sang, un liquide vivant dont la constitution chimique varie notablement avec la nature des aliments.

Cette dépendance du lait relativement à la nourriture diffère beaucoup suivant les espèces, comme la dépendance des autres tissus dont elle n'est en somme qu'un cas particulier; elle peut être encore totale ou partielle suivant qu'elle porte sur la totalité de ce liquide ou sur quelques-uns seulement de ses principes immédiats, et, dans les deux cas, cette dépendance présente des caractères particuliers pour chaque principe immédiat.

Pour démontrer de la façon la plus simple et la plus nette que l'influence de l'alimentation sur le lait varie avec les espèces, nous adopterons la même méthode que précédemment, c'est-à-dire que nous choisirons un aliment dont la composition chimique et l'action physiologique sur les animaux domestiques nous soit parfaitement connue, comme l'huile d'olive, et nous ne tiendrons compte que des modifications de la matière la plus variable du lait, c'est-à-dire de la matière grasse.

Si nous donnons aux femelles domestiques en pleine lactation une nourriture contenant des quantités croissantes d'huile d'olive, nous observerons nettement dans la matière grasse des laits produits par ces divers animaux des changements de couleur, de goût, de consistance : le point de fusion, notamment, s'abaisse sensiblement, ce qui témoigne d'une augmentation dans la proportion d'oléine. Mais ces modifications sont bien plus manifestes chez les solipèdes que chez les ruminants, chez les ruminants que chez les carnivores. Si l'on se rapporte à ce que nous avons dit au début du chapitre précédent sur le degré de dépendance des animaux domestiques relativement aux aliments, on voit que le lait subit exactement la loi commune aux autres tissus, tout au moins quant à sa matière grasse.

Ce fait ne présentera rien d'étonnant si l'on songe à la parenté chimique et physiologique de la graisse sous-cutanée et de celle du lait, parenté que tous les agriculteurs admettent implicitement et que Lebedeff a mise en évidence chez la femme et plusieurs femelles domestiques.

De ce que, d'une manière générale, les aliments influent plus sur les solipèdes que sur les ruminants, plus sur les ruminants que sur les carnivores, il ne faudrait pas en conclure, au point de vue de la sécrétion lactée tout au moins, que le degré de dépendance des femelles domestiques est le même pour tous les aliments. Dans nos recherches sur les variations de la matière minérale du lait, nous avons observé fréquemment qu'un aliment agissait parfois considérablement sur le lait d'une femelle et ne modifiait que peu ou pas celui d'une autre. Ainsi le tourteau de lin, la graine de lin, influent beaucoup plus sur le lait de vache que sur le lait de chèvre, contrairement au maïs-fourrage qui influe beaucoup plus sur le lait de chèvre que sur le lait de vache.

Lors donc que l'on voudra classer les femelles domestiques d'après le degré de dépendance de leur lait relativement à la nourriture, il faudra considérer successivement les principaux aliments. Ceci ne suffira encore pas, car la dépendance varie non seulement avec chaque aliment, mais encore avec chaque principe immédiat contenu dans le lait : ainsi les corps gras ne varieront pas dans le même sens que le sucre, le sucre que les matières minérales, etc.

Conséquemment, la classification dont nous parlions plus haut devra être établie pour chaque aliment et pour chaque principe immédiat. En raison de ce degré de complexité, elle ne sera réalisable que très tard et difficilement : pour l'instant nous devons nous contenter d'en indiquer la possibilité.

A priori, on peut admettre que les variations totales du lait sont quantitatives et qualitatives ou bien, en même temps, quantitatives et qualitatives. En réalité, nous ne connaissons pas d'exemple bien net d'un aliment qui augmente ou diminue la quantité de lait sans modifier les principes immédiats contenus dans ce liquide; c'est pourquoi nous étudierons d'abord les variations quantitatives du lait d'une manière générale, sans rien préjuger des variations qualitatives que nous examinerons ensuite.

1° **Variations quantitatives.** — De même qu'il existe, ainsi que nous l'avons vu précédemment, des aliments qui agissent d'une façon spéciale sur la lymphe, le sang, les muscles, la graisse, etc., il en est aussi qui influent d'une façon particulière sur l'activité de la glande mammaire, soit en l'augmentant, soit en la diminuant.

On pourrait croire, tout d'abord, que cette influence des aliments est en rapport étroit avec leur richesse nutritive, si bien que, dans tous les cas, un aliment très nourrissant donnerait plus de lait qu'un aliment peu nourrisant et vice versa ; mais il n'en est rien : l'action galactogogue ou anti-galactogogue des aliments tient à des conditions spéciales de leur composition chimique que nous ne pouvons déterminer complètement en ce moment, mais sur lesquelles nous possédons néanmoins de précieux renseignements.

D'abord on doit considérer comme galacto-

gogues tous les aliments riches en matières albu-
noïdes très digestibles. Dans les expériences qu'il
a faites à Möckerus dans les années 1868, 1870,
1873, le professeur Kühne a constaté nettement
l'augmentation notable du lait sous l'influence
d'une nourriture riche en azote ; le même fait a été
observé par Weisk, Schrodt et Delnnel qui ont vu
en outre que, chez les femelles en état de gestation
avancée, l'action des matières albuminoïdes était
nulle (Journal *Lantwirthschaft*, 1878-1879).

Chez les herbivores, tous les agriculteurs ont
constaté l'action galactogogue énergique des aliments jeunes. C'est au printemps, au moment où
les végétaux s'accroissent rapidement, que l'activité de la mamelle atteint sa plus grande énergie.
Il paraît très probable que les jeunes végétaux
agissent surtout par les matières albuminoïdes
beaucoup plus abondantes et surtout beaucoup
plus digestibles que chez les végétaux adultes. Il
n'est pas superflu de faire remarquer que chez
les jeunes graminées comme chez les jeunes légumineuses, l'abondance des matières albuminoïdes est toujours liée à une grande quantité d'eau :
les animaux qui s'en nourrissent présentent des
transmutations organiques intenses qui s'accusent
surtout par un accroissement rapide, mais qui
ne sont pas compatibles, comme on le dit trop
souvent, avec une grande résistance.

Cette action galactogogue des jeunes végétaux est tellement énergique qu'elle suffit parfois pour réveiller l'activité d'une glande mammaire depuis longtemps au repos, et même pour déterminer le fonctionnement d'une mamelle vierge.

Habituellement les femelles qui mettent bas au printemps ne donnent du lait que jusqu'à l'automne ou au commencement de l'hiver. Si elles n'ont pas été fécondées de nouveau, quelques-unes d'entre elles, les mieux douées au point de vue de la sécrétion lactée, produisent du lait jusqu'à la fin de l'hiver ; les autres, et c'est le plus grand nombre, sont complètement taries à cette époque. Arrive le printemps et sa végétation rapide, luxuriante, très aqueuse, très albumineuse ; la mamelle endormie se réveille, et si la mulsion est régulière, elle recommence une nouvelle période d'activité.

Dans certains pays, dans le nord de l'Italie par exemple, les paysans déterminent la sécrétion du lait chez des chevrettes vierges en fouettant le pis avec des orties ou en le frictionnant avec du vinaigre, et en combinant ces opérations avec des mulsions fréquentes ; mais ces procédés artificiels d'excitation ne déterminent dans la mamelle une certaine activité que si leur application coïncide avec le début du printemps, avec la poussée de l'herbe, pour nous servir de l'expression consacrée par les paysans.

Il faut distinguer, parmi les plantes qui composent les fourrages, celles qui végètent au printemps et celles qui végètent en automne, les premières constituant les premières coupes, les secondes les regains, car si la chimie ne nous a pas encore fait connaître d'une façon suffisante les différences profondes qui les séparent, l'observation pratique nous enseigne que leur influence physiologique sur les animaux n'est pas la même. Tandis que la végétation printanière favorise surtout l'accroissement des tissus, les sécrétions des diverses glandes et notamment de la mamelle, la végétation automnale est favorable surtout à la mise en réserve se traduisant principalement par le dépôt d'une graisse abondante : son action galactogogue est beaucoup moins énergique que celle de la première herbe.

La chimie n'a pas établi non plus, d'une façon satisfaisante, les différences qui existent certainement dans la composition des herbes (graminées, légumineuses, etc.) et des arbres, mais les paysans savent que si les premières donnent un ventre volumineux et bas, des liquides interstitiels abondants qui cèdent facilement leur place à la graisse, des sécrétions urinaire, salivaire, mammaire considérables, les seconds produisent un ventre petit et haut, large aux lombes, des tissus fortement colorés, durs et pauvres en lymphe, des sécrétions peu abondantes : nous avons constaté souvent que la chèvre nourrie de branches d'arbre donne beaucoup moins de lait que celle qui pâture dans de grasses prairies.

Nous devons reconnaître cependant que, même chez la vache, pourtant bien sensible aux aliments astringents, certaines feuilles ont une action manifestement galactogogue. Dans un remarquable mémoire adressé à de Jussieu, Bohadich, conseiller de commerce de la reine de Hongrie et professeur de médecine à Prague en 1759, signale les feuilles du robinier pseudo-acacia comme une nourriture supérieure à la luzerne, au sainfoin et à toutes les autres plantes fourragères, et propose de faire des plantations pour alimenter, pendant l'été, les vaches et les chevaux, très friands de cette nourriture : dans les expériences faites sur les vaches laitières par cet auteur, l'action galactogogue des feuilles du robinier était très évidente.

Nous admettons plus facilement, d'après des renseignements qui nous ont été fournis par des cultivateurs de l'Ardèche, du Gard, etc., que les jeunes feuilles de mûrier ont une influence considérable sur l'activité de la glande mammaire, chez la vache. Elles sont, en effet, à ce moment, très albumineuses, très grasses et fort peu astringentes. Nous croyons aussi, d'après ce qui nous a été dit par des praticiens, que dans les régions où le mûrier n'est pas exploité, la feuille la moins tannique, la moins échauffante, celle qui, par suite, nuit le moins à la sécrétion lactée chez la vache, est la feuille d'orme.

Les aliments riches en matières albuminoïdes assimilables et en eau de constitution, ne sont pas les seuls dont l'action galactogogue soit incontestable ; ceux qui renferment, en quantité notable, certaines essences exercent une influence spéciale sur la glande mammaire ; parfois leur action est tellement énergique, à faible dose, qu'on peut les considérer comme des médicaments galactogogues : le comte Pinto de Mettken recommande de donner de temps en temps aux vaches laitières une décoction de fenouil pour augmenter la secrétion du lait ; Delwart conseille d'administrer la poudre d'anis aux juments qui ont peu de lait ; enfin il existe dans le commerce des provendes qui, à la dose de 100 à 150 grammes par jour, augmentent la production du lait d'un litre et plus par vache ; ces farines ont toutes une odeur pénétrante de fenouil ou d'anis, et il est probable que ces plantes aromatiques, ou d'autres analogues, en forment la base.

Tout récemment M. Cornevin, s'appuyant sur l'expérience, a refusé à l'essence de fenouil toute action galactogogue ; mais il concède néanmoins qu'elle peut activer indirectement la sécrétion lactée chez les femelles fatiguées ou malades en excitant le tube digestif.

L'influence galactogogue des boissons chaudes, que tous les paysans connaissent et utilisent, paraît due à la fois à la température de ces liquides et à la quantité d'eau ingérée ; sous ce dernier point de vue leur action peut être rapprochée de celle du sel marin qui, à forte dose, excite également la soif.

Parmi les médicaments galactogogues nous signalerons simplement le soufre, dont l'emploi, comme tel, est très général et très ancien en médecine vétérinaire ; la pilocarpine et la phloridzine, dont l'influence sur la sécrétion lactée a été récemment mise en évidence par M. Cornevin.

S'il existe des aliments qui augmentent la sécrétion du lait, il en est d'autres qui la diminuent, qui la suppriment même. L'action antigalactogogue de la graisse a été démontrée expérimentalement chez la chienne par un certain nombre de physiologistes, et notamment par Subbotin, qui a vu le lait diminuer et même disparaître complètement sous l'influence de cette nourriture.

Chez les herbivores, un grand nombre d'aliments sont considérés comme affaiblissant l'activité de la mamelle. L'action de certains d'entre eux, comme la paille, n'a rien de surprenant ; mais celle du maïs-fourrage, que Ferville signale dans son *Traité*

de l'industrie laitière et que le docteur Moreau
nous affirme avoir constatée avec toutes les variétés
de maïs, n'est pas en harmonie avec l'influence
exercée par cette plante sur l'organisme des
animaux.

Nous ne connaissons qu'un seul aliment dont
l'action antigalactogogue soit regardée par les
paysans comme absolue ; c'est le prêle des champs,
dit queue-de-rat, que les bestiaux dédaignent
quand il est sec, mais qu'ils mangent assez volontiers à l'état vert ; les autres prêles exercent
probablement la même influence sur l'activité de
la mamelle.

Il n'existe pas, en thérapeutique, de médicaments antigalactogogues dans le sens exact du
mot, c'est-à-dire de médicaments qui ralentissent
ou arrêtent la sécrétion lactée en agissant sur
l'activité même de la glande mammaire, à moins
qu'on ne puisse considérer comme tels certains
alcaloïdes doués d'un pouvoir antisécrétoire
général (atropine) ou local (cocaïne) ; les médicaments employés en médecine humaine ou
on en médecine vétérinaire pour tarir le lait,
les purgatifs par exemple, produisent ce résultat indirectement, en activant d'autres sécrétions.

S'il est vrai que le persil, administré à petite dose, ralentit considérablement la sécrétion

lactée, on peut le considérer comme un véritable médicament antigalactogogue.

Du reste, quand on étudie l'influence d'une substance (aliment ou médicament) réputée antilaiteuse, il est le plus souvent impossible de déterminer son mode d'action. *A priori* cette substance peut agir de trois manières : 1° en ne favorisant pas la sécrétion lactée; c'est le cas, croyons-nous, de tous les fourrages recueillis trop mûrs (foins et fourrages artificiels désignés sous le nom de premières coupes, pailles, etc.); 2° en s'opposant à cette sécrétion; c'est probablement le cas des aliments très astringents (écorces, feuilles, riches en tannin, etc.); 3° en combinant à des degrés divers les deux modes d'action précédents; ainsi doivent agir les aliments peu albumineux, — très secs et très astringents (brindilles de chêne sèches, etc.).

2° **Variations qualitatives.** — Les variations qualitatives du lait sous l'influence de la nourriture peuvent se traduire par des changements de couleur, d'odeur, de saveur, de densité; par la rapidité plus ou moins grande de la fermentation lactique ou de la putréfaction; par les différences d'action, *in vitro*, des ferments digestifs, notamment du *lab*; par des modifications dans les proportions des principes immédiats et dans la composition, chimique de ces principes eux-mêmes, etc.

a. *Couleur*. — Pour bien saisir et pour bien interpréter les variations de couleur du lait, il faut connaître, préalablement, la coloration normale de ce liquide. Il faut savoir, par exemple, que la couleur du lait de vache varie avec les races et avec l'époque de la mise bas : jaune chez les jersiaises, jaune pâle chez les normandes, les bretonnes, les auvergnates, blanc légèrement jaunâtre chez les lourdaises, le lait est blanc, d'un blanc crayeux chez les hollandaises et les franc-comtoises ; jaune foncé après le part dans toutes les races, ce liquide devient de plus en plus blanc à mesure qu'il vieillit.

Avec la chèvre, la couleur du lait des diverses races présente des différences moins prononcées ; cependant un œil exercé ne confond pas le blanc porcelaine du lait des chèvres béarnaises, avec le mat ou crayeux du lait des chèvres auvergnates, du mont Dore, des Alpes, etc. Très jaune après la mise bas, le lait de chèvre tend rapidement vers le blanc, et dès la fin du premier mois il a déjà acquis la couleur blanc porcelaine ou blanc mat qu'il conservera pendant toute la durée de la lactation.

Ces considérations étant posées, nous pouvons étudier l'influence des aliments sur la couleur du lait, chez la vache et chez la chèvre.

Parmi les fourrages les uns, comme l'herbe

et à un degré beaucoup moindre le foin des prairies naturelles, produisent un lait jaune chez la vache ; les autres, comme la luzerne, donnent un lait blanc.

Parmi les racines, les unes, comme le panais, la carotte, produisent un lait fortement coloré en jaune ; les autres, comme la betterave, donnent un lait blanc.

Enfin, parmi les grains et les aliments qui en dérivent, l'orge, le maïs, les tourteaux de lin, etc., produisent un lait jaune ; le son de blé donne un lait blanc.

Si nous insistons sur les variations de la couleur du lait suivant la nourriture, c'est qu'elles traduisent des différences notables dans la composition chimique de ce liquide. En général les laits jaunes sont savoureux, riches en matières grasses et surtout en oléine ; leur crème monte rapidement à la surface, entraînant presque toute la matière colorante : le beurre qu'on en retire par le barattage est de qualité supérieure.

Au contraire les laits blancs ont peu de goût, ils sont riches en caséum et pauvres en graisse : la crème, dont l'ascension est très lente, donne un beurre blanc, peu aromatique.

Chez la chèvre, l'alimentation par les feuilles d'arbre et les brindilles produit un lait bleuâtre d'un aspect porcelainé, très mousseux, se rapprochant un peu du lait d'ânesse, tandis que l'alimentation par l'herbe, le foin de prairie naturelle ou les fourrages artificiels donne un lait plus opaque, plus blanc, se rapprochant beaucoup, parfois, du lait des vaches hollandaises ou franc-comtoises.

Ici encore les différences de couleur traduisent des différences dans la composition chimique ; les laits qui ont l'aspect de la porcelaine sont généralement très chlorés, très riches en métaux alcalins, ainsi que nous l'avons constaté dans bon nombre de nos recherches ; les laits blancs, au contraire, sont très phosphatés, très calciques et conviennent à la fabrication du fromage, tandis que les premiers sont favorables surtout à l'allaitement naturel ou artificiel.

Il faut se garder de considérer comme absolues les notions qui précèdent. De ce que le bon lait de vache est habituellement coloré en jaune, il ne s'ensuit pas que tout lait présentant cette nuance soit bon ; ainsi, par l'usage immodéré des tourteaux de lin, le lait devient très jaune et néanmoins il est de qualité inférieure : ce qui le prouve, c'est que le barattage de la crème est difficile, parfois impossible.

De ce que le lait de vache de qualité inférieure est habituellement blanc, il ne s'ensuit pas que tout lait blanc soit fatalement inférieur ; ainsi le lait si remarquable des vaches lourdaises de certaines régions pyrénéennes est presque blanc.

b. *Saveur*. — Normalement, chaque lait a une saveur spéciale, indéfinissable, que les changements d'alimentation peuvent modifier sans jamais lui enlever son caractère *sui generis* : on distingue, *de gustu*, le lait de vache du lait de chèvre ou de brebis ; ces derniers du lait d'ânesse ou de jument, etc., et cela quel que soit le régime de ces animaux.

Cela ne veut pas dire que les aliments ne puissent modifier considérablement la saveur du lait

Parfois, et c'est le cas le plus simple, ces aliments renferment des composés aromatiques qui s'éliminent par la mamelle, l'ail par exemple ; tantôt le changement de saveur dépend à la fois de ces huiles essentielles et des modifications complexes qui surviennent dans les proportions des principes immédiats (caséine, graisse, sucre).

Les bons foins produisent des laits plus savoureux que les fourrages artificiels ; parmi ces derniers, le sainfoin est supérieur, sous ce rapport, au trèfle et à la luzerne.

Les feuilles d'arbre vertes communiquent généralement au lait un goût rêche ; les jeunes pousses d'aubépine, d'orme et d'acacia font exception à cette règle : elles donnent parfois un lait plus doux, plus sirupeux que la meilleure herbe.

Parmi les racines, la betterave donne un lait quelque peu sucré mais fade en somme ; la carotte, administrée en grande quantité, communiquerait à ce liquide un goût d'artichaut cru ; enfin le panais produirait un lait particulièrement savoureux.

Nous avons signalé plus haut les relations qui existent entre la saveur et la couleur du lait ; nous pouvons de même établir un rapport entre cette saveur et la constitution chimique. D'une manière générale, les laits maigres sont sucrés, les laits gras sont doux et les laits très sapides riches en oléine : chez la vache, en particulier, la coloration jaune, la saveur agréable et la richesse en graisse fusible à basse température vont généralement de front.

c. *Densité*. — Nous ne nous arrêterons pas aux variations de densité que subit le lait sous l'influence de la nourriture ; nous dirons seulement que, de tous les aliments dont nous avons étudié l'influence, le gros son de blé est celui qui élève le plus la densité du lait.

d. *Autoacidification*. — Tout le monde sait que le lait des carnivores, abandonné à l'air libre, se putréfie, tandis que celui des herbivores subit préalablement la fermentation lactique.

D'après Ioung (Dissertation médicale inaugurale sur le lait, Édimbourg, 1761) la nature des aliments influe considérablement, chez la chienne, sur les phénomènes cadavériques du lait. Lorsque cet animal est nourri de viande, le lait ne se coagule pas à l'air, il se putréfie ; tandis qu'avec une alimentation végétale, ce liquide s'acidifie comme le lait de vache ou le lait de chèvre.

Selmi a également observé, chez la chienne, qu'avec une alimentation animale le lait est alcalin et se conserve plusieurs jours, tandis qu'avec une alimentation végétale ce liquide, plus riche en lactine, subit rapidement la fermentation lactique : nous avons observé des différences de même ordre mais moins prononcées.

Nous ne pensons pas que les variations du sucre dans le lait de chienne sous l'influence des aliments soient aussi grandes que le supposaient Ioung, Selmi et plus tard Dumas, et nous ne croyons pas qu'on puisse attribuer à ces variations seules les différences dans les phénomènes cadavériques que nous venons de signaler ; il nous paraît plus rationnel de faire intervenir aussi les modifications qui surviennent dans les matières grasses et que ces auteurs eux-mêmes ont constatées.

Chez la vache, nombre d'aliments favorisent l'acidification spontanée : l'influence des drèches, des pulpes et autres résidus de distillerie est connue de tous ; nous avons observé fréquemment l'action moins considérable mais cependant très

évidente de la farine de maïs, du son de blé et
des regains de luzerne.

e. *Modifications par la chaleur*. — L'action de la
chaleur sur le lait fournit des renseignements
précieux sur la composition chimique de ce liquide
et sur ses variations.

Normalement le lait de truie et le colostrum des
diverses espèces sont les seuls laits qui coagulent
complètement par l'ébullition. D'après de nombreux auteurs, le lait de chienne présenterait parfois cette propriété, spécialement lorsque cet animal a été nourri de viande. Nous n'avons jamais
observé ce fait : les laits de chienne que nous
avons examinés jusqu'ici devenaient très épais sous
l'influence de la chaleur, mais ils ne coagulaient
pas à la façon du colostrum ou du lait de truie.

Le lait d'ânesse coagule partiellement par l'ébullition ; dans les échantillons que nous avons étu-
diés, la quantité de caséine et de phosphate de
chaux ainsi précipitée paraissait à peu près égale,
de visu, à celle que le *lab* transformait en fromage.

D'une manière générale, les laits de vache et de
chèvre donnent, sous l'influence de l'ébullition,
un précipité abondant de *Caseincalciumphosphat*
dont une partie monte à la surface du liquide en
entraînant des globules gras et forme la frangipane (à moins qu'on n'agite continuellement le lait),
dont une deuxième partie se dépose sur les parois

du vase et brûle dès que la température est assez élevée, et dont la troisième portion enfin, la seule dans le cas d'une agitation continuelle du liquide, reste en suspension dans le lait et se traduit au microscope par un pointillé noir à mouvements browniens.

L'épaisseur, le bon goût de la frangipane, l'abondance des grumeaux qui se déposent sur les parois du vase sont habituellement en rapport avec la richesse du lait en principes nutritifs et spécialement en matières albuminoïdes et en phosphate de chaux ; c'est pourquoi les laits jeunes et ceux d'animaux très bien nourris précipitent plus abondamment que les laits vieux et que ceux d'animaux recevant une alimentation insuffisante.

Rien de surprenant, dès lors, à ce que les aliments très aqueux comme les pulpes, les drèches, les résidus de distillerie, etc., produisent un lait qui donne, sous l'influence de la chaleur, une mince frangipane.

Il peut arriver néanmoins qu'un lait blanc aqueux, peu aromatique, précipite abondamment par l'ébullition ; tel est le lait produit par les vaches recevant, dans leurs rations, une quantité assez considérable de pommes de terre crues ou de pulpes de pommes de terre provenant des féculeries. Nous connaissons des nourrisseurs parisiens qui ont dû renoncer à ce dernier aliment, très débilitant du reste, parce que le lait de leurs vaches brûlait quand on le faisait bouillir, ce dont leurs clients s'accommodaient difficilement.

f. *Action de la présure*. — De tous les ferments digestifs que l'on peut faire agir, *in vitro*, sur le lait, le plus important pour nous, celui tout au moins dont l'action est la plus évidente, est incontestablement la présure (*lab* des auteurs allemands).

Nous avons démontré, avec M. Arthus, que ce ferment dédouble la caséine en deux substances dont l'une, le caséogène, peut former avec les sels de chaux un précipité insoluble, le caséum ; ce n'est donc pas à proprement parler un ferment coagulant, une pexine, mais bien une pepsine qui, en raison de son action sur la caséine, mérite le nom de *caséine-pepsine*.

Dans l'étude très superficielle de ce ferment digestif que nous devons faire ici, nous ne tiendrons compte que du caséum (sa formation, son volume, sa densité, sa rétractilité, etc.) bien que cette substance ne se produise pas dans tous les laits, et qu'elle ne soit qu'un accident quand elle se produit.

Si nous soumettons à l'influence de la présure les différents laits sécrétés par les femelles domestiques, nous verrons manifestement que ceux de truie et de jument ne présentent pas trace de coagulation (ce qui ne veut pas dire que la caséine-

pepsine n'agisse pas sur eux); que celui d'ânesse
caille en petits flocons se déposant peu à peu au
fond du vase; que celui de chamelle présente des
flocons beaucoup plus gros; que ceux de chienne,
de brebis, de chèvre et de vache, enfin, donnent
un fromage compact, homogène, comprenant,
immédiatement après sa formation, la totalité du
liquide.

Exposés pendant vingt-quatre heures à une température de 20 ou 30°, les laits qui ont donné précédemment un fromage présenteront des phénomènes variables, très importants au point de vue
de la digestion de ces liquides; celui de chienne
restera sensiblement neutre et son caséum, ne se
rétractant que très légèrement, n'expulsera qu'une
faible quantité de lactosérum; le lait de chèvre
subira la fermentation lactique et son fromage se
rétractera assez fortement, expulsant une quantité
considérable de lactosérum; ces phénomènes
seront bien plus évidents encore dans le lait de
vache : l'autoacédification et la rétraction du caséum qui en est la conséquence sont plus rapides
et plus intenses que dans tout autre lait.

Les recherches que nous avons faites avec
M. Arthur démontrent que la rétraction du caséum
est en rapport avec la richesse du lactosérum en
sels de chaux. Il est probable que l'acidité du petit-
lait favorise cette rétraction en dissolvant une

partie des sels de chaux contenus dans le fromage : des déterminations faites, d'abord, par Hammarsten et plus récemment par nous prouvent que le lacto-sérum de vache et de chèvre contient d'autant plus de phosphate de chaux qu'il est plus acide.

Ces notions étant établies, nous pouvons étudier l'influence de l'alimentation sur les laits de vache et de chèvre considérés au point de vue de leur caséification.

D'abord les aliments peuvent accélérer, retarder, supprimer même la formation du caséum.

Chez la vache une nourriture très substantielle (foin, graines, etc.) donne généralement un lait qui caille facilement ; une nourriture très aqueuse (drèches, pulpes) produit un effet inverse. Il en serait de même des aliments très riches en oléine probablement parce qu'ils sont en même temps très pauvres en chaux : ainsi l'usage immodéré des tourteaux donne un lait tellement huileux que la caséification en est très lente, parfois, mais très rarement, nulle. Les gousses de pois verts ont la réputation de donner un lait qui caille difficilement.

Au point de vue qui nous occupe, le lait de chèvre présente des variations plus grandes que le lait de vache. Lorsque cet animal se nourrit de feuillée, surtout de feuillée jeune, le lait caille len-tement, incomplètement, et le fromage se frag-mente sous l'influence de la moindre agitation.

Cela se voit surtout dans la partie ouest des Pyrénées où l'on a l'habitude de mélanger le lait de chèvre au lait de brebis pour hâter sa coagulation. Il nous a été même raconté par des bergers de ces régions, qu'au début du printemps, lorsque les bourgeons commencent à s'épanouir, le lait de chèvre caille en petits grumeaux comme le lait d'ânesse, si bien qu'on est obligé de réunir ces grumeaux à l'aide d'un petit balai si l'on veut obtenir un fromage compact.

Au contraire, les chèvres qui pâturent dans de bonnes prairies, celles qui sont nourries de foin ou de fourrages artificiels, produisent un lait qui caille rapidement, plus rapidement même que le lait de vache si on considère ces deux liquides à un moment assez éloigné de la traite. Le lait de chienne, le lait de brebis, le lait de vache pris à sa sortie de la mamelle, sont les seuls laits dont la coagulation soit plus rapide que celle du lait des chèvres ainsi nourries.

Dans un cas d'alimentation par les sommités fleuries et grainées du lierre d'Irlande, nous avons obtenu, chez la chèvre, un lait absolument incoagulable.

La nature des aliments peut agir encore sur la rétractilité du caséum en faisant varier l'acidification spontanée du lactosérum. Ainsi, lorsque les vaches sont nourries de maïs-fourrage, la fermentation lactique du lait, surtout du lait caséifié, et la rétraction du fromage qui en est la conséquence, sont très rapides. Les aliments verts favorisent cette fermentation plus que les aliments secs ; c'est probablement pour cette cause que les enfants élevés au biberon ont des troubles intestinaux (coliques, diarrhée) lorsque les vaches vont au pâturage.

Inversement nous avons constaté, dans des expériences récentes, que le lait des chèvres béarnaises recevant matin et soir avant d'aller au bois et au retour, une ration de regain, subissait difficilement la fermentation lactique.

g. *Variations de la matière grasse.* — De tous les principes immédiats du lait, la matière grasse paraît être celui qui subit les variations les plus considérables : dans les expériences qu'il fit en 1852, Doyère démontra que la proportion de beurre dans le lait peut varier du simple au quadruple.

Avant d'étudier l'influence de la nourriture, il est nécessaire d'établir une distinction entre la matière grasse, la crème et le beurre que l'on considère trop souvent comme identiques.

La matière grasse est l'ensemble des glycérides que renferme le lait ; la crème est cette portion de la matière grasse qui monte spontanément à la surface de ce liquide ou qu'on isole pour les turbines ; le beurre est cette partie de la crème qui se convertit en une masse solide sous l'influence du barattage : conséquemment le beurre n'est pas toute la crème, et la crème n'est pas toute la matière grasse.

Contrairement à ce qu'on admet souvent, un lait très gras n'est pas toujours très crémeux et un lait très crémeux n'est pas toujours très gras : ainsi le lait de chèvre qui renferme parfois jusqu'à 6 p. 100 de matière grasse, ne fournit qu'une très minime quantité de crème : nous verrons bientôt que certains aliments donnent au lait de vache un caractère à peu près analogue.

De même la quantité de beurre qu'on retire d'un lait n'est pas toujours en rapport avec la quantité de crème ; l'expérience suivante le démontre. Prenons deux échantillons du même lait et ajoutons à l'un d'eux une petite quantité d'eau ; la couche de crème sera plus épaisse dans le lait dilué et cependant, pour un même volume de crème, le poids du beurre sera plus grand dans le lait normal.

Nous allons examiner successivement l'influence des aliments sur la matière grasse totale, sur la crème et sur le beurre.

Il est bien vrai, comme l'ont prétendu Weisk, Kühne, etc., que les matières albuminoïdes augmentent et la quantité totale du lait, et la proportion de la matière grasse, mais il n'est pas

exact, comme on le dit souvent, que ces matières
donnent le lait le plus gras : à notre avis ce qui
donne souvent la graisse du lait, c'est la graisse
des aliments.

A l'appui de notre hypothèse nous pouvons
citer les expériences de Subbotin sur la chienne :
la proportion de la matière grasse, qui était
primitivement de 42,5 p. 1000 avec une nourriture composée de pommes de terre, s'éleva
à 51 p. 1000 avec l'alimentation par la viande et à
59 p. 1000 avec un régime constitué uniquement
par de la graisse; nous pouvons citer les expériences de Weisk, Schrodt, Delnnel qui ont augmenté notablement les matières solides du lait et
notablement la matière grasse en ajoutant aux
fourrages de l'huile et de l'acide stéarique.

Nous pouvons en appeler aussi à l'observation
pratique : les végétaux jeunes, si riches en
matières albuminoïdes très digestibles, donnent
un lait moins riche en corps gras que les végétaux
arrivés à maturité (à ce point de vue, l'herbe ne
saurait être comparée au foin); ce sont les plantes
qui contiennent le plus de graisse comme le lierre,
la cuscute, etc., qui produisent le lait le plus gras.

C'est probablement grâce à leur teneur élevée
en glycérides que les végétaux des régions élevées,
des landes, comme la bruyère, l'ajonc, la flouve,
les poas, les fétuques, etc., sont, au point de vue

de la sécrétion lactée, plus stéatogènes que les végétaux des prairies basses et humides ; la carotte et le panais plus stéatogènes que la betterave, etc.

Chez la vache, les aliments très aqueux déterminent la sécrétion d'un lait maigre, lors même qu'ils contiendraient en assez grande quantité de l'albumine, de l'amidon et du sucre : tout le monde connaît l'influence des drêches de brasserie et des pulpes de betterave que les nourrisseurs des villes emploient si fréquemment et si abusivement.

Ce qui est moins connu, c'est l'influence plus considérable encore de certains marcs dont l'emploi est heureusement très restreint : des vaches de New-York, nourries avec du marc d'eau-de-vie, produisirent un lait ne contenant que 1 à 2 p. 100 de graisse et caillant difficilement ; d'après ce qui nous a été dit par des nourrisseurs dignes de confiance, le marc de pommes que l'on obtient dans la fabrication du cidre donnerait un lait tellement maigre qu'il ne serait pas livrable à la consommation.

Chez la chèvre, les aliments riches en oléine n'augmentent pas toujours la teneur du lait au corps gras ; ainsi, dans des recherches de Stohmann la quantité de graisse, qui était primitivement de 7,14 p. 100, s'abaissa à 3,27 p. 100 par l'usage de la farine de lin.

Comme chez la vache, la betterave produit un lait relativement maigre : d'après les analyses de Vernois et Becquerel la proportion de graisse totale serait alors de 3,38 p. 100, tandis qu'elle s'élèverait à 5,68 avec une nourriture composée de paille et de luzerne.

Il n'est pas rare de rencontrer des aliments qui, au point de vue de la matière grasse totale, modifient le lait de vache et non celui de chèvre, et réciproquement. Dans des expériences faites à la station agronomique d'Hohenheim, la teneur en graisse du lait de chèvre s'éleva par l'adjonction aux aliments d'huile de pavot, tandis que le lait de vache ne se modifia pas sensiblement sous l'influence de la même nourriture.

Les variations qualitatives de la matière grasse du lait sous l'influence des aliments ont déjà été l'objet d'intéressants travaux : nous ne citerons que les plus importants.

Weisk, Schrodt et Delnnel (*loco cito*) ayant nourri pendant quinze jours des vaches laitières avec du foin, des pommes de terre, etc., auxquels on ajoutait tantôt de l'huile, tantôt de la stéarine, ont observé que le point de fusion et de solidification des corps gras du lait variait avec chacun de ces aliments.

Les recherches de Lebedeff sur la chèvre ont une signification plus précise que les précédentes.

Tandis que les auteurs que nous venons de citer jugeaient des variations de la matière grasse d'après le changement des points de fusion et de solidification seulement, Lebedeff parvenait à isoler les trois glycérides principaux (oléine, palmitine et stéarine) grâce à un nouveau procédé de séparation des matières grasses que nous n'avons pas à faire connaître ici.

Avec une nourriture composée de pois, le lait de chèvre contenait des quantités à peu près égales d'acide gras liquide (acide oléique) et d'acides gras solides (acides palmitique et stéarique); avec le régime du foin, l'oléine augmentait : si l'on représente par 1 les deux acides gras solides réunis, l'acide gras liquide sera de 1,25. Ce chiffre s'élève à 1,7 avec l'huile d'olive, à 1,9 avec l'huile de rave, et enfin 2,3 avec l'huile de lin : dans ce dernier cas la proportion de l'oléine par rapport à la palmitine et à la stéarine réunies est sensiblement la même que dans le lait de femme analysé par le même auteur (*Pflüger's Archiv*, n° 34, A, 82, 83).

Le proportion de crème relativement à la graisse totale varie d'abord avec l'espèce : entre le lait de femme où elle constitue presque toute la matière grasse et celui de chèvre où elle n'en représente qu'une minime partie, il existe une foule d'intermédiaires.

Cette proportion varie aussi sous l'influence de la nourriture. Ainsi les végétaux verts, surtout l'herbe et le maïs-fourrage, engendrent chez la vache un lait dont la crème, fortement colorée en jaune, monte rapidement à la surface de ce liquide, laissant au-dessous d'elle un liquide blanc verdâtre dont la teneur en graisse est assez faible.

Le régime du sec, au contraire, favorise la sécrétion d'un lait très gras dans lequel néanmoins la crème, dont l'ascension se fait lentement, est relativement peu abondante : par contre le lait sur (on nomme ainsi le lait écrémé parce qu'il subit rapidement l'autoacification) est plus riche en corps gras que dans le cas précédent.

La carotte, les tourteaux et autres aliments agissent dans le même sens que les végétaux verts : nous en verrons plus tard la raison chimique.

Si nous considérons maintenant la quantité de crème que fournit un lait, nous verrons que cette quantité subit avec l'alimentation de grandes variations, et comme elle est en rapport, généralement, avec le rendement en beurre, nous conserverons aux plantes qui l'engendrent l'épithète de beurrières que les praticiens leur ont donnée depuis longtemps.

Parmi les aliments ordinaires il faut distinguer les fourrages, les racines et tubercules et les graines et farines.

De tous les fourrages, le foin est certainement celui qui produit la plus grande quantité de crème; il s'agit ici bien entendu du bon foin de prairie dont nous n'avons pas à établir la flore, ni la composition chimique. Après le foin viennent, par ordre d'importance, le sainfoin et la luzerne lupuline : nous avons déjà vu que tous ces fourrages sont incomparablement plus beurriers à l'état vert qu'à l'état sec.

Parmi les racines, le panais occupe la première place; la carotte la seconde : la carotte rouge est supérieure à la carotte blanche.

Les nourrisseurs parisiens considèrent la farine de maïs comme la plus beurrière de toutes les farines, probablement parce qu'elle engendre une crème très jaune qui monte rapidement à la surface du lait; tel n'est pas l'avis du Dʳ Moreau, qui lui préfère de beaucoup la farine de vesce.

Parmi les aliments rarement employés et d'un intérêt pour ainsi dire local, nous trouvons certaines plantes des landes (genêt des teinturiers, bruyères, ajonc, etc.), les feuilles de mûrier et de frêne, les plantes des chaumes (cirses, laiterons, etc.) la trane, (*Agrotis alba*), les rhizomes des divers chiendents, etc.

Les variations qualitatives de la crème sont démontrées par l'observation et l'expérience.

Tous les paysans savent que la crème est plus

huileuse (plus riche en oléine) au printemps
qu'à l'automne, avec le régime du vert qu'avec
le régime du sec, avec les aliments riches en albumine et en matières grasses fusibles à basse
température, comme les tourteaux, qu'avec les
autres aliments, etc. Parfois ils jugent des qualités de la crème par son barattage plus ou moins
rapide, plus ou moins facile ; ils ont observé, par
exemple, que l'administration inconsidérée de
tourteaux aux vaches laitières, produit une crème
tellement huileuse que le barattage en est toujours long et difficile : les agriculteurs picards
accusent surtout le tourteau d'œillette de produire
ce résultat.

Welker a fait sur ce sujet de nombreuses expériences ; il a toujours constaté chez la vache,
qu'en forçant la dose de tourteaux, la crème
moussait abondamment sous l'action de la baratte
et se transformait péniblement, incomplètement
en beurre.

Ce que nous venons de dire de la crème nous
dispense d'insister sur les variations du beurre.
Blanc, mou, peu aromatique, peu savoureux
lorsque les vaches pâturent sur des terres humides, le beurre devient en quelques jours jaune,
consistant, aromatique, agréable au goût, si l'on
conduit ces animaux dans les landes.

Il peut arriver que chez les vaches insuffisamment nourries, le beurre présente une certaine fermeté, mais il est alors cassant, discontinu en quelque sorte et n'est jamais onctueux, lié comme les bons beurres. Pour lui donner ces dernières qualités il suffit de nourrir plus substantiellement les animaux, et surtout de leur donner une plus grande quantité de matières albuminoïdes : les tourteaux, administrés à petite dose, peuvent rendre dans ce cas de réels services.

D'une manière générale le lait est de plus en plus beurrier à mesure qu'on avance de l'équateur vers les pôles ou plus exactement des pays chauds vers les pays froids ; l'altitude agit dans le même sens, non seulement en modifiant la flore, mais en modifiant aussi la composition chimique des plantes : son influence est évidente surtout dans les régions où le sol présente, à des hauteurs différentes, la même composition chimique (monts du Jura, d'Auvergne, des Pyrénées, etc.).

Dans ce qui précède nous avons en vue seulement les variations de la crème et du beurre du lait de vache ; il serait bien intéressant de faire une étude analogue pour le lait des autres femelles domestiques ; malheureusement nous possédons bien peu de documents sur ce sujet. Nous savons, d'après les expériences de Ioung citées plus haut, que le lait de chienne habituellement pâle, aqueux en apparence et si pauvre en crème, devient plus riche en cette substance que le lait de chèvre lorsque l'animal est soumis à un régime végétal.

D'après les renseignements qui nous ont été fournis par des bergers pyrénéens, les chèvres qui sont nourries exclusivement au bois, au début du printemps, produisent un lait extrêmement pauvre en une crème dont le barattage est toujours difficile, souvent impossible.

Dans les laits de brebis que nous avons eu l'occasion d'examiner, la proportion de crème était incomparablement plus grande que dans les laits de vache les plus beurriers; elle formait environ 1/3 et 1/4 de la masse totale du lait. Il est très probable que chez cette femelle laitière la quantité et la composition chimique de la matière grasse, spécialement de la portion qui forme la crème, varient avec les aliments; mais, comme le lait de brebis n'est guère utilisé que pour la fabrication du fromage, ces variations n'ont jamais été constatées.

h. *Variations de la caséine, du caséum et du fromage*. — Il est nécessaire d'abord de préciser la signification de trois expressions, trop souvent confondues jusqu'ici, celles de caséine, caséum et fromage.

Nous laissons à l'expression de caséine la signification que les chimistes lui ont attribuée;

nous appelons caséum la combinaison calcique engendrée par l'une des deux substances qui résultent de l'action de la présure sur la caséine ; enfin nous réservons le nom de fromage au caillot qui se forme dans certains laits présurés et qui est constitué d'une part par le caséum, d'autre part par la matière grasse que ce dernier a emprisonnée dans ses mailles.

Cette distinction est d'autant plus nécessaire qu'il n'existe pas toujours une relation entre la caséine et le caséum ; bon nombre de laits (lait de jument, lait de femme (très souvent), lait de truie, colostrum, etc.) ne sont pas accessibles à l'action du *lab* et renferment cependant de la caséine ; et parmi les laits de vache, de brebis, de chèvre, etc., que nous pouvons appeler caséifiables, on peut admettre avec M. Duclaux une caséine dissoute qui n'est pas transformée par la présure.

Il n'existe pas non plus une relation nécessaire entre le caséum et le fromage : un lait très riche en caséine et très pauvre en globules gras peut donner un gros caséum et un petit fromage ; et inversement un lait pauvre en caséine et riche en graisses, peut engendrer un petit caséum et un gros fromage.

Cette différence s'observe sur un même lait de vache considéré au commencement ou à la fin de la traite : la quantité de caséine restant à peu près constante et la quantité de matière grasse s'élevant considérablement, le volume du fromage augmente progressivement. Dans une détermination que nous avons faite récemment sur une vache flamande ayant vêlé depuis un mois environ, le poids du fromage était deux fois plus grand à la fin qu'au commencement de la traite.

Si l'on s'en rapporte à un certain nombre d'auteurs (Dumas, Ioung, etc.), la principale matière albumoïde du lait de chienne dépendrait surtout de l'alimentation : ce serait de l'albumine avec une nourriture carnée, de la caséine avec une nourriture végétale.

En raison des difficultés que l'on rencontre pour séparer, dans le lait, l'albumine de la caséine ; en raison surtout des divergences qui règnent actuellement au sujet des moyens employés pour obtenir cette séparation, nous ne pouvons accorder qu'un faible crédit à l'opinion que nous venons de signaler.

Il en est tout autrement des recherches faites sur la vache par Kühne, Deyeux, Becquerel et Vernois.

Dans ses expériences de Möckerus, Kühne a vu la quantité de caséine contenue dans le lait augmenter en même temps que les matières albuminoïdes des aliments.

Chez la vache soumise exclusivement au

régime du maïs-fourrage. Deyeux a signalé une diminution sensible du caillé obtenu par l'auto-acidification du lait (l'auteur désigne ce caillé sous le nom de caséum, expression impropre aujourd'hui où le mot caséum a la signification ci-dessus indiquée).

Enfin, d'après les analyses de Vernois et Becquerel sur les variations du lait de chèvre, la quantité de caséine, qui était de 55 p. 100 avec un régime composé de luzerne et de paille, serait descendue à 33,8 avec l'alimentation exclusive par les betteraves.

Les variations du fromage ne sont guère plus faciles à saisir que celles de la caséine. Cela tient à ce que son volume, son poids, sa consistance dépendent partiellement de sa rétraction, soit primaire, soit secondaire, et que la rétraction secondaire elle-même varie avec l'acidification spontanée, essentiellement variable, du lactosérum. Conséquemment nous ne considérerons pas les quantités absolues de fromage mais les quantités relatives, rapportées à la matière grasse.

Aux aliments beurriers nous pouvons ainsi opposer des aliments fromagers ; parmi les fourrages, la luzerne au foin ; parmi les racines, la betterave à la carotte et au panais ; parmi les aliments concentrés, le son de blé aux germes et à la farine de maïs, etc.

Quoique les légumineuses soient généralement favorables à la production d'un lait riche en caséine, plus fromageux que beurrier, on ne peut pas leur appliquer l'épithète de fromagères qu'on leur donne quelquefois pour les opposer aux graminées, habituellement beurrières. D'abord les légumineuses sous-frutescentes des landes produisent un lait très gras et très crémeux ; ensuite, parmi les légumineuses herbacées, la luzerne lupuline et plus encore le sainfoin sont au moins aussi favorables à la production du beurre qu'à celle du fromage.

D'après certains auteurs le régime du vert favorise la sécrétion d'un lait fromageux (Playfair) ; d'après d'autres auteurs cette propriété appartient plutôt au régime du sec.

Il est facile de concilier ces deux opinions dont la divergence tient à ce que les auteurs se sont placés à des points de vue différents.

En raison de sa richesse en oléine et de sa destruction facile et rapide, le lait produit par le régime du vert fournit une quantité de crème considérable relativement à la quantité de graisse totale qu'il contient ; ce qui revient à dire qu'il est plus beurrier que gras ; en raison de la rétraction rapide et intense du caséum qu'il engendre par l'action de la présure, il paraît peu fromageux.

Inversement, en raison de sa richesse en acides

gras fixes et de sa lente décomposition, le lait produit par le régime du sec fournit une quantité de crème peu considérable relativement à la quantité de graisse totale qu'il contient : ce qui revient à dire qu'il est plus gras que beurrier; en raison de la rétraction lente et incomplète du caséum qu'il engendre par l'action de la présure, il paraît très fromageux.

Mais si dans ces deux laits, l'on compare le fromage à la graisse totale, le premier sera plus fromageux que le gras, et le second plus gras que fromageux.

Chez la chèvre les régimes du vert et du sec ne semblent pas donner des laits aussi différents que chez la vache ; cependant certains aliments produisent chez cette femelle un lait très maigre dans lequel le caséum, quoique peu abondant, est cependant considérable, comparé à la graisse du même lait : tels sont le blé-chiendent, les brindilles, beaucoup moins les bourgeons, moins encore les jeunes feuilles d'arbres. Au contraire les végétaux arrivés à maturité, produisent un lait gras dans lequel le caséum, quoique très abondant, est cependant peu considérable comparé à la graisse totale du même lait; cela s'observe bien mieux encore avec le lierre qui donne au lait de chèvre des propriétés qui le rapprochent du lait de brebis.

i. *Variation du sucre*. — Le dosage du sucre dans le lait n'est pas aussi simple qu'on pourrait le supposer tout d'abord ; les anciennes méthodes sont inexactes et les nouvelles né sont pas à l'abri de toute critique : de là des divergences au point de vue des variations de la lactine sous l'influence des aliments.

Chez la chienne soumise au régime carné absolu, cette substance disparaîtrait dans le lait, d'après Dumas, diminuerait d'après Bensh, augmenterait considérablement d'après Subbotin : dans une analyse publiée par ce dernier auteur nous voyons que la quantité de lactine, qui était de 49 p. 100 avec un régime composé de pommes de terre, s'est élevée à 106 p. 100 avec une nourriture exclusivement composée de viande.

D'après Parmentier et Deyeux, Chevalier et Henry, l'alimentation par la betterave augmente la proportion de sucre dans le lait de vache ; mais ces auteurs s'en rapportent surtout au goût plus ou moins sucré du lait, et ce goût dépend bien moins de la quantité de lactine que des autres substances et notamment des matières grasses.

Péligot a fait de nombreuses déterminations sur les variations de la lactine dans le lait de vache sous l'influence de l'alimentation ; avec un régime composé de pommes de terre et de foin, la quantité de sucre serait de 3 1/2 p. 100 ; avec le foin et le trèfle elle augmenterait légèrement ; avec la betterave et la pomme de terre elle s'élèverait à 5 1/2 p. 100 ; et enfin avec une nourriture constituée par du foin et des tourteaux, elle atteindrait 6 p. 100, quantité maximum observée par cet auteur.

Cette proportion peut être néanmoins dépassée. Il y a quelques années un nourrisseur parisien, désireux de réaliser un lait de vache très favorable à la fabrication du képhir, soumit ses animaux à un régime constitué par des pommes de terre, de l'avoine et de l'orge bouillis, le tout associé aux fourrages, et obtint ainsi un lait dont la teneur en lactine était de 8 1/2 p. 100 d'après le chimiste Boudet (Rapport au conseil d'hygiène, 1874).

Le régime du vert agirait différemment sur la jument et sur la vache au point de vue de la teneur du lait en sucre : d'après Hartier et Bish les juments nourries de foin donnent un lait plus pauvre en lactine que les juments qui paissent dans les steppes ; selon Marchand, au contraire, les vaches nourries à l'étable avec du fourrage sec produisent un lait plus riche en lactine que celles qui vont au pâturage.

Enfin, d'après Cornevin, l'acide salicylique, la pilocarpine et la phloridzine favorisent la production du sucre chez toutes les espèces.

j. *Variations de la matière minérale.* — On ne sait trop pourquoi de nombreux auteurs, Becquerel et Vernois entre autres, ont considéré la matière minérale comme la partie la moins importante du lait ; pour des raisons qu'il n'est pas nécessaire d'indiquer ici, nous lui accordons au contraire un rôle fondamental ; nous pensons même, avec Coudereau et Duclaux, que sa détermination est l'un des points le plus importants de l'analyse d'un lait.

Quant aux variations de l'élément minéral sous l'influence des aliments, elles n'ont été admises jusqu'ici par personne ; cela tient surtout à ce que ces variations ne se produisent que dans certaines conditions toujours difficiles à déterminer et, conséquemment, à réaliser expérimentalement.

Dans un travail que nous poursuivons depuis bientôt deux ans au laboratoire de chimie fondé par M. Gustave Péreire et sous la haute direction de M. l'ingénieur Sorel, nous avons été assez heureux pour saisir l'origine de quelques-unes de ces variations ; nous avons même pu reproduire expérimentalement un certain nombre d'entre elles chez la jument, chez la chèvre et chez la vache : ces recherches, dont nous ne donnerons ici que les principaux résultats, figurent plus amplement dans notre thèse de doctorat ès-sciences naturelles (*Physiologie de la matière minérale du lait*, Paris, 1894).

Il nous paraît utile de rappeler, tout d'abord, que nous ignorons absolument l'état dans lequel se trouve la matière minérale du lait. Toutes les méthodes d'analyse employées jusqu'ici nous font connaître seulement la composition des cendres du lait ; elles ne nous disent pas ; elles ne peuvent pas nous dire si les sels qui constituent ces cendres préexistaient dans le liquide analysé ou sont le résultat de l'incinération.

De ce que nous trouvons dans les cendres du chlorure de sodium, du chlorure de potassium, du phosphate de chaux, etc., il ne faut pas en conclure, comme l'ont fait certains auteurs, que le lait contient ces différents sels ; on peut en déduire seulement les proportions de chlore, de soude, de potasse, de chaux, etc., contenues dans le lait ; on n'est même pas autorisé à admettre que le phosphore est à l'état d'acide phosphorique, et cependant, à l'exemple de divers auteurs, nous ferons cette supposition sans laquelle il est impossible d'interpréter convenablement une analyse.

Il est nécessaire, en effet, de séparer les acides des bases en opposant le chlore, les acides carbonique, sulfurique et phosphorique à la chaux, la magnésie, la potasse et la soude. Dans l'étude que nous devons faire ici, nous ne tiendrons pas compte de l'acide sulfurique qui manque dans divers laits et n'existe qu'en très faible quantité dans les autres ; nous ne tiendrons pas compte non plus de l'acide carbonique car la proportion des carbonates dans les cendres varie beaucoup avec l'intensité de la calcination et autres circonstances.

Parmi les bases les plus importantes, celles dont nous étudierons surtout les variations sont la chaux, la potasse et la soude.

Il serait très important, au point de vue de l'allaitement artificiel, de connaître l'influence de la nourriture sur la matière ferrugineuse du lait ; malheureusement cette substance existe en si petite quantité dans ce liquide qu'il nous semble difficile pour ne pas dire impossible d'en déterminer exactement les variations.

Chez une femelle laitière, le poids total des cendres du lait varie très sensiblement avec le régime : nous avons vérifié ce fait sur la chèvre et sur la vache.

Les régimes du vert et du sec donnent les écarts les plus considérables, particulièrement lorsque ce dernier est exclusivement composé de foin : chez la chèvre le lait produit par le régime du vert contient près d'un gramme de matière minérale de plus que le lait du régime du sec ;

chez la vache les différences sont au moins aussi grandes.

Il est à remarquer que le foin de première coupe (foin très mûr, très tigeux, peu feuillu) qui engendre le lait le moins minéralisé est aussi celui qui produit le lait le plus gras : nous avons étudié certains échantillons presque incaséifiables et extrêmement difficiles à dessécher.

L'influence de l'alimentation sur la teneur du lait en chlore ne nous paraît pas douteuse : chez la vache, le foin de trèfle, les germes et la farine de maïs, les carottes rouges l'augmentent ; le regain de la luzerne, la betterave et le son l'abaissent.

Pour le chlore comme pour les autres éléments minéraux il ne faut pas déduire l'action des aliments de leur composition : ainsi les vaches pâturant dans les marais d'Aigues-Mortes produisent un lait peu chloré, alors que les plantes dont elles se nourrissent contiennent des quantités énormes de sel marin.

Contrairement à ce qu'on admet habituellement, le régime du vert augmente plutôt qu'il ne diminue la quantité d'acide phosphorique du lait : en particulier le maïs-fourrage produit un lait très phosphaté. Parmi les fourrages secs la grande luzerne , particulièrement les dernières coupes dites petits regains, donnent un lait plus riche en acide phosphorique que le foin de trèfle et plus encore que le foin de pré; la betterave et le gros son de blé agissent dans le même sens.

Les variations de la chaux correspondent généralement à celles de l'acide phosphorique; nous avons observé que les jeunes pousses d'aubépine donnent un lait remarquablement pauvre en chaux chez la chèvre.

Les aliments très nourrissants, comme le bon foin d'altitude, le pain et le lierre favorisent la prédominance de la potasse sur la soude; chez la chèvre, l'aliment qui a produit le lait le plus potassique est la carotte rouge.

La soude varie très nettement sous l'influence de l'alimentation; chez la vache et chez la chèvre le régime du sec produit un lait plus sodique que le régime du vert; chez la chèvre le régime des brindilles donne un lait relativement riche en soude; par contre les aliments très nourrissants comme les regains d'altitude, le lierre et le pain abaissent beaucoup la teneur du lait en cette substance.

IV

ACTION SPÉCIFIQUE DES ALIMENTS
SUR LA SÉCRÉTION LACTÉE

Il est possible que des aliments différents exercent une action à peu près analogue sur l'un des principes immédiats du lait, la matière grasse par exemple ; on peut même admettre qu'ils modifient dans le même sens deux de ces principes, la graisse et la caséine, le sucre et les sels, etc., mais il est irrationnel de supposer que deux aliments, aussi rapprochés qu'ils puissent être au point de vue de leur constitution chimique. exercent la même action sur tous les principes immédiats contenus dans ce liquide.

Chez la vache, par exemple, le foin et le regain de luzerne, la carotte et la betterave, le son et le maïs donnent des laits essentiellement différents.

Avec le bon foin, le lait est jaunâtre, savoureux, riche en crème, relativement pauvre en caséine, etc.; avec le regain de luzerne, surtout les derniers regains, le liquide est blanc-bleuâtre, peu agréable au goût, très pauvre en crème, relativement riche en caséine, etc.

Avec la carotte le lait est d'un jaune intense, d'une saveur agréable quoique un peu astringente.

très riche en gros globules gras qui montent vite à la surface et forment une couche épaisse d'une crème très jaune, remarquablement pauvre en caséine ; avec la betterave ce liquide est d'un blanc crayeux, d'un goût légèrement sucré mais sans arome bien marqué, pauvre en graisse, surtout en crème, très riche en caséine, etc.

Avec la farine de maïs le lait prend rapidement une coloration jaune intense ; la crème monte très vite emportant avec elle la matière colorante ; avec le son, au contraire, le lait est très blanc : la crème, toujours en petite quantité et presque blanche se sépare lentement.

Non seulement chaque aliment, en raison de sa constitution chimique spéciale, produit un lait d'un type chimique particulier, mais certains principes immédiats passent de l'aliment dans le lait, et la dépendance de ce dernier liquide relativement à la nourriture est alors indéniable : ainsi la carottine peut être facilement décelée dans le lait des vaches recevant une assez forte ration de carottes rouges ; l'essence d'ail s'élimine facilement par le lait et lui communique une saveur chaude, désagréable ; enfin d'après Cornevin, les huiles purgatives des cytises, du colchique, de l'euphorbe et du ricin, administrées aux bêtes, suivent en partie la même voie.

Il est probable que l'action spécifique des aliments sur le lait varie avec le degré de dépendance des femelles laitière relativement à l'alimentation ; elle doit être plus manifeste chez les solipèdes que chez les ruminants, chez les ruminants que chez les carnivores.

Pour des raisons indiquées plus haut, il est probable aussi qu'elle varie avec la race, l'individu (son âge, ses aptitudes, etc.), avec le climat et autres conditions de milieu qu'il serait trop long d'examiner dans ce chapitre.

I

HYGIÈNE DES FEMELLES LAITIÈRES EN DEHORS DE TOUTE DESTINATION ÉCONOMIQUE

Contrairement à la théorie métaphysique qui considère la sécrétion du lait comme une dépense d'énergie en tout comparable à la contraction musculaire ou à toute autre manifestation vitale, nous pensons qu'il existe des différences fondamentales entre ces divers modes d'activité.

Et c'est parce que nous avons la conviction profonde que les phénomènes intimes de la nutrition ne sont pas les mêmes chez un animal qui produit du lait, chez celui qui déplace un fardeau et chez celui qu'on engraisse, que nous ne confondrons pas l'hygiène des femelles laitières avec l'hygiène des animaux de travail ou de boucherie.

Nous ne voulons pas dire par là qu'il nous soit possible actuellement de concevoir systématiquement l'état organique des femelles en lactation, le

petit nombre de recherches qui ont été faites sur ce
sujet ne le permet pas ; mais il nous semble que
les renseignements fournis par l'observation seule
sont suffisants pour établir quelques particularités de cet état et les besoins spéciaux qui y correspondent.

Il est certain d'abord que la production du lait
exige un mouvement nutritif d'une intensité exceptionnelle : l'abondance de la sécrétion et la richesse
du liquide sécrété en sont des preuves trop évi-
dentes pour qu'il soit nécessaire d'insister.

Nous ferons remarquer seulement que cette
intensité des échanges nutritifs et l'épuisement
rapide des réserves qui en est la conséquence forcée,
ne sont pas les mêmes chez les diverses espèces et,
pour chaque espèce, pendant toute la durée de la
lactation.

Ils sont plus considérables chez la vache que
chez la jument ou l'ânesse, chez la chèvre que chez
la vache, chez la brebis que chez la chèvre ; tous
les bergers connaissent l'extrême fragilité de la
brebis laitière, et les soins tout particuliers dont
il faut l'entourer pour la mettre à l'abri des affections hydroémiques et cachectiques.

Pour une même espèce, la sécrétion du lait est
plus épuisante au commencement qu'à la fin, à la
fin qu'au milieu de la période de lactation. C'est immédiatement après la mise bas que les femelles lai-

tières donnent ce qu'elles ont de plus précieux, disent les paysans; c'est à ce moment que le lait est le plus animalisé, disaient, avec non moins de raison, les anciens auteurs; c'est alors, dirons-nous à notre tour, que les femelles sacrifient à la production du lait la partie la plus essentielle de leurs réserves nutritives: la richesse du colostrum en matières albuminoïdes, en phosphate de chaux et en un corps gras (probablement une oléine) toujours fortement empreint du principe aromatique qui domine dans chaque femelle et lui donne son odeur *sui generis* (ce que les anciens auteurs appelaient le gaz de la vie) en est la preuve la plus évidente.

Tous les paysans savent que la vache et plus encore la chèvre et la brebis maigrissent avec une rapidité extrême, fondent à vue d'œil, pour nous servir de leurs expressions, pendant la phase colostrale, et que, parmi ces femelles domestiques, les seules capables de traverser cette période critique sont celles qui possèdent à la fois des réserves nutritives à dépenser et une intégrité organique suffisante pour les réparer en partie.

Fréquemment on voit des vaches, des chèvres des brebis atteintes d'une affection chronique que rien ne traduit extérieurement, qui engraissent même au début de la grossesse. Arrive la mise bas; ces femelles épuisent rapidement leurs réserves et comme elles sont incapables de les reconstituer, elles parviennent en quelques jours au dernier terme de la consomption.

Chez les femelles en lactation, les phénomènes nutritifs ne sont pas remarquables seulement par leur intensité, ils présentent encore un caractère spécial que l'on conçoit très bien implicitement lorsqu'on observe de près ces animaux, mais qu'il est bien difficile d'interpréter scientifiquement.

Ce qui frappe, tout d'abord, c'est l'insuffisance de l'hématose se traduisant extérieurement par la rapidité et la brièveté des mouvements thoraciques. Lorsque nous avons vu pour la première fois, chez des nourrisseurs parisiens, les vaches les plus spécialisées au point de vue de la production du lait, nous avons été surpris de l'accélération et du peu de profondeur des mouvements respiratoires : il semble que, chez ces animaux, la *production du lait soit une continuelle asphyxie.*

A la rigueur il en est de même chez toutes les femelles laitières, seulement cette insuffisance de l'hématose est d'autant moins sensible que ces femelles donnent moins de lait, et qu'elles vivent dans des conditions hygiéniques meilleures. Du reste nous verrons bientôt que cet état d'asphyxie relative des animaux en lactation est le résultat forcé de leur nutrition générale.

Il ne faudrait pas croire cependant que les

fonctions respiratoire ou mammaire sont fatalement opposées l'une à l'autre, ainsi que l'admettent ceux qui veulent réduire l'hématose à son minimum chez les femelles laitières.

Il est bien vrai, en effet, qu'une vache laitière à muscles grêles, à poitrine étroite, à système abdominal très développé, vivant immobile dans un air immobile, à l'abri de tout refroidissement interne ou externe, produira une quantité plus considérable de lait, toutes choses égales d'ailleurs, qu'une vache laitière à musculature puissante, à poitrine large, à abdomen moyennement développé, se mouvant librement à l'air libre, exposée à des refroidissements internes ou externes ; mais il est non moins vrai que certains principes immédiats du lait, notamment les corps gras qui donnent à la crème sa couleur et son bon goût, seront plus abondants dans le lait de la deuxième vache que dans celui de la première ; en sorte que si les oxydations organiques intenses abaissent la quantité de lait sécrété et nuisent, dans une certaine mesure, à la production du fromage ou du beurre (quantitativement), elles sont compatibles, elles sont même la condition de l'élaboration d'un lait très aromatique, très sapide, très riche en certains principes immédiats fortement animalisés et d'une haute valeur nutritive.

Ce qui nous a encore frappé chez la vache et

chez la chèvre laitières, c'est l'état du foie.

On sait que cet organe est dense, d'une couleur foncée chez les animaux mâles (taureau bélier, bouc), qu'il est moins dense et moins foncé chez animaux émasculés ou chez les femelles (bœuf, vache, chèvre, etc.), qu'il est enfin plus mou et plus pâle chez les mêmes animaux engraissés pour la boucherie.

Nous avons eu maintes fois l'occasion d'observer un foie hypertrophié, pâle et grisâtre comme le foie de veau, chez de vieilles vaches ou de vieilles chèvres laitières; et nous pensons que cet état de l'organe hépatique représentait ici la somme des transformations qui s'étaient produites normalement, dans cet organe, à chaque période de lactation.

Nous concluons de là que le foie devient gras chez les femelles en lactation.

Cet état graisseux d'un organe si important au point de vue de la sanguification est bien en harmonie avec ce que nous avons dit plus haut de l'insuffisance de l'hématose; il l'est aussi avec la pâleur, la mollesse des tissus et principalement des muscles, avec l'abondance des liquides interstitiels, avec la prédominance du sang veineux sur le sang artériel et autres particularités organiques des femelles laitières.

Nous pouvons conclure de ce qui précède que la

nutrition, chez ces animaux, se caractérise surtout :

1° Par un affaiblissement considérable des phénomènes d'oxydation ;

2° Par une exagération dans la formation des graisses et probablement aussi d'un composé phosphaté calcique qui fournirait le phosphate de chaux du lait.

En face de cette production intense et simultanée de la graisse et d'un corps contenant de l'acide phosphorique, on ne peut s'empêcher d'admettre comme infiniment probable la destruction, au sein de l'organisme et surtout dans le foie, de la graisse phosphorée ou lécithine.

Ces notions sur l'état organique des femelles laitières, quoique très incomplètes, permettent néanmoins d'établir les bases de leur hygiène.

Pour combattre la tendance asphyxique signalée plus haut, on emploiera deux sortes de moyens ; les uns s'adresseront directement à l'hématose : ce seront, avant tout, la vie à l'air libre ou dans des habitations grandes et bien aérées dont nous donnerons plus tard le modèle, ensuite les soins de la peau, les exercices réguliers, etc. ; les autres modifieront le milieu intérieur (lymphe et sang) pour en faciliter la circulation et la rénovation : ce sera principalement l'alimentation par les fourrages très tigeux et peu feuillus, les pailles et certains grains.

La chimie ne nous a pas encore fait connaître suffisamment les différences de composition des fourrages naturels et des fourrages artificiels ; la physiologie est tout aussi incapable d'interpréter l'action de ces deux sortes d'aliments sur l'organisme des animaux domestiques ; les praticiens eux-mêmes ne sont pas absolument d'accord sur ce point, et la vieille lutte de O. Delafond et de Delorme d'Arles semble vouloir se perpétuer indéfiniment.

Pour Delafond « les légumineuses introduisent dans le sang trop de légumine et de caséine ; le gluten et la fibrine végétale leur manquent... L'absence de fibrine, d'huile volatile stimulante et de matière amère dans les légumineuses, explique l'appauvrissement du sang chez les animaux qui en font un usage prolongé (hydroémie) ; aussi, pour corriger leurs défauts, est-on obligé de donner de l'orge, de l'avoine, etc. »

Pour Delorme, au contraire, les légumineuses ont une grande valeur nutritive et la bonne luzerne, par exemple, n'est pas inférieure au bon foin.

Quoique la plus grande part de vérité soit, à notre avis, du côté de Delafond, le problème, ainsi posé, n'est pas suffisamment précis, pour qu'il soit possible de se prononcer franchement dans un sens ou dans l'autre ; il convient en effet de distinguer un certain nombre de cas tenant soit aux animaux, soit au travail qu'on leur impose, soit aux aliments qui entrent dans la ration.

Limitons le débat aux deux fourrages qu'on oppose habituellement l'un à l'autre, c'est-à-dire au foin de prairie naturelle et à la grande luzerne, et résumons les divers cas qui peuvent se présenter :

1° Les animaux sont exclusivement ou à peu près exclusivement nourris de fourrage : alors la supériorité du foin sur la luzerne paraît incontestable ;

2° Les animaux reçoivent des quantités notables de grains et de paille ; le fourrage devient un aliment secondaire : dans ce cas la luzerne peut être égale ou supérieure au foin de prairie ;

3° Les animaux sont soumis à un travail long et pénible ; ils ont peu de temps pour mâcher leur nourriture et peu de loisir pour la digérer : le fourrage, quel qu'il soit, ne peut entrer alors que pour une faible part dans la ration : le foin convient moins que la luzerne parce qu'il est moins appété des bêtes, plus lent à mâcher et encore plus lent à digérer ;

4° Il y a foin et foin comme il y a luzerne et luzerne ; le foin du Limousin rend les animaux moins ventrus que le foin de la Provence ; la luzerne grande et très tigeuse des bonnes terres donne plus de vigueur, plus de souffle que la luzerne petite et très feuillue des terres médiocres ;

5° Quant aux regains, il ne saurait y avoir d'hésitation possible : les regains de prairie sont supérieurs aux regains de luzerne. Ce sont ces derniers surtout qu'il faut accuser d'affaiblir les animaux, de développer le ventre, de nuire à l'hématose et par les conditions de leur digestion et par les modifications qu'ils déterminent à la longue dans le sang : nous avons fréquemment observé une accélération tout à fait anormale du flanc chez des vaches laitières partiellement nourries avec du fleurain provenant de ces regains.

Appliquant aux femelles laitières les données qui précèdent nous dirons : 1° qu'il faut préférer le fourrage naturel au fourrage artificiel toutes les fois que ce fourrage est la base de l'alimentation ; 2° qu'on peut faire l'inverse dans le cas où un aliment concentré constitue la dominante de la ration ; 3° que dans tous les cas, on doit donner la préférence aux fourrages très tigeux et peu feuillus.

La deuxième indication est de nourrir fortement ces animaux.

Habituellement on considère les matières albuminoïdes du lait comme les plus importants de tous les principes immédiats contenus dans ce liquide, et l'on en conclut que les aliments destinés aux femelles laitières doivent surtout être riches en ces substances.

Nous avons déjà exposé notre opinion sur ce sujet. Pour nous les principes immédiats du lait qui représentent la plus grande somme d'énergie sont les corps gras et particulièrement les graisses phosphorées : les aliments destinés aux femelles laitières doivent donc être riches en ces substances.

C'est probablement pour cette raison que les plantes arrivées à maturité sont supérieures aux plantes jeunes dont la teneur en matière azotée assimilable est cependant très élevée, les tiges aux feuilles, les graminées aux légumineuses herbacées, certaines feuilles d'arbre aux graminées, les plantes des montagnes aux plantes des plaines, etc.

C'est probablement aussi pour cette raison que les grains de maïs et d'avoine, très riches en corps gras, sont supérieurs aux autres grains dans l'alimentation des femelles en lactation.

L'avoine, il est vrai, renferme moins de graisse que le maïs, mais elle est plus riche que ce dernier, plus riche aussi que les autres grains, en lécithine. Elle doit, en outre, sa supériorité alimentaire à sa teneur élevée en fer, à son principe amer et à son huile essentielle qui ne doit pourtant pas être considérée, malgré son action excitante manifeste sur le système nerveux, comme le plus important des principes immédiats contenus dans cette graine.

Après l'avoine et le maïs, l'aliment concentré le plus recommandable ici est l'orge.

A des aliments aussi concentrés que les précédents il faut nécessairement associer un aliment-lest qui présente une certaine valeur nutritive et une grande digestibilité : les pailles en général réunissent ces propriétés ; mais, de même que nous avons fait un choix dans les graines, nous devons faire un choix dans les pailles.

Grâce aux principes nutritifs et spécialement aux graisses qu'elle renferme ; grâce à sa digestibilité ; grâce surtout à ce qu'elle peut être ingérée en grande masse sans développer le tube digestif, la paille de blé constitue l'aliment-lest par excellence : tout le monde sait qu'elle forme avec l'avoine la base de la nourriture des chevaux de sang. Immédiatement après la paille de blé vient la paille d'avoine dont la valeur nutritive est beaucoup moindre, mais qui, par contre, est plus appétée des ruminants.

Les Arabes ont remarqué depuis longtemps que la digestion des aliments pris le soir est plus complète que celle des aliments ingérés le matin : « L'orge du matin passe dans le crottin, celui du soir passe dans la croupe » est un de leurs axiomes les plus familiers. Nous avons observé fréquemment, surtout chez des animaux nourris aux champs, que l'appétit, léger, capricieux pendant la matinée et jusqu'à deux, trois, quatre heures de l'après-dînée, s'aiguisait rapidement à partir de ce moment comme si, d'une part, la végétation avait acquis en ce moment toute sa succulence ; comme si, d'autre part, les glandes de l'intestin étaient amorcées pour la digestion d'une quantité notable d'aliments.

C'est donc le soir qu'il faudra distribuer aux femelles laitières la plus grande partie et surtout la partie la plus alibile des aliments qui leur sont destinés.

Ceci paraît en contradiction avec ce qui se pratique dans les grandes villes pour les chevaux de travail ; mais il faut tenir compte ici de l'extrême fatigue des animaux et de l'impossibilité dans laquelle ils se trouvent de digérer, le soir, une nourriture abondante : ce qu'il faut alors à ces galériens, c'est une alimentation légère et du repos.

Avec des aliments aussi secs que ceux que nous avons introduits dans la ration type (grains, paille, foin), les femelles laitières boiront beaucoup. Il est bien entendu que l'eau ordinaire, ni trop froide ni trop chaude, constituera leur unique boisson. Nous proscrivons les barbottages pour deux raisons : premièrement parce qu'ils excitent les animaux à absorber des grandes quantités de liquide ; secondement et principalement en raison de ce que, chez les ruminants, les farines ingérées sous cette forme passent en grande partie dans la caillette et sont plus incomplètement digérées que celles qui, prises avec des aliments solides, se rendent d'abord dans le rumen.

D'après les expériences si intéressantes de M. Caux sur le porc, le mélange des boissons et des aliments solides favorise l'engraissement et l'augmentation de poids ; mais les tissus sont mous, pâles, peu savoureux ; tandis que la séparation des boissons et des aliments favorise la formation lente de tissus denses, colorés et sapides.

Pour les femelles laitières il convient donc de séparer complètement l'eau des aliments solides ; il faut, en outre, distribuer cette boisson à un moment assez éloigné du repas, à moins qu'on ne la mette continuellement à la disposition de ces animaux, ce qui les invite à boire peu à la fois et suivant leur besoin.

Dans ce qui précède nous supposons que les animaux vivent en *stabulation permanente*. Par là nous n'entendons pas le régime du repos complet dans l'air stagnant ce qui, à notre avis, est toujours condamnable, mais bien la cueillette, par l'homme, et la distribution à l'étable ou au parc, des aliments que les animaux prennent eux-mêmes dans une pratique opposée, dite du pâturage.

Si l'on ne tient compte que de l'exploitation du sol, il est certain que le régime de la stabulation permanente est supérieur à celui du pâturage, et qu'il est seul en harmonie, par conséquent, avec une agriculture avancée.

D'abord, de tout temps, les terres destinées

exclusivement à être parcourues par les animaux ont été des terres pauvres, recevant peu ou pas d'engrais, couvertes d'une végétation chétive propre au développement lent d'animaux de petite taille, denses et robustes, mais incapable de donner la précocité et la masse que l'on recherche de plus en plus aujourd'hui : l'existence de ces terres est donc incompatible avec une culture et une production du bétail intensives.

D'un autre côté, malgré l'absence de déterminations bien précises sur ce sujet, on peut affirmer, d'après l'observation pratique seule, que la plupart des plantes sectionnées nettement par un instrument tranchant, repoussent incomparablement plus vite que celles qui ont été divisées par la dent des animaux ; cela tient probablement à ce que, dans le premier cas, la section est nette, sans écrasement, sans déchirure, sans tiraillement sensible sur la partie inférieure de la plante, tandis que, dans le second, ces divers accidents très nuisibles à la végétation, se produisent avec une certaine intensité : conséquemment la cueillette des fourrages par l'homme est favorable au rendement des prairies, et plaide encore en faveur du régime de la stabulation permanente.

En troisième lieu, les animaux qui pâturent ne mangent que l'extrémité de la tige ou des feuilles, la chèvre plus que la vache, la vache plus

que la brebis, la brebis plus que la jument,
tandis que la faux ou la faucille coupent ces
mêmes organes très bas, à quelques centimètres
du sol ; or les extrémités de la tige et des feuilles
sont constituées par des tissus récemment formés,
très albumineux mais aussi très aqueux et d'une
faible valeur nutritive : il n'est pas rare de voir
des troupeaux de chèvres pâturant le long des
routes, sur les gazons, devenir très maigres au
moment où l'herbe, atteignant sa plus grande
taille, semble inviter ces animaux, naturellement
gourmands, à ne se nourrir que de ses tendres et
succulentes sommités. La base des tiges et celle
des feuilles, au contraire, sont formées de tissus
plus anciens, plus denses, moins aqueux, plus
gras et partant plus nutritifs.

Ce qui prouve de la façon la plus indiscutable
la supériorité du fourrage coupé par la faux ou la
faucille sur celui que cueillent les animaux eux-
mêmes, c'est l'épuisement rapide des prairies que
l'on fauche comparativement aux pâturages : il
n'est pas de paysan normand qui ne connaisse
cette différence et qui ne considère, par suite, la
fumure des prairies fauchées comme une nécessité de premier ordre.

Pour les prairies artificielles tout le monde est
d'accord aujourd'hui ; elles ne doivent être pâtu-
rées que transitoirement, accidentellement en

quelque sorte, soit immédiatement après la fenaison pour permettre aux animaux de glaner ce que la faux ou le râteau ont épargné, soit à la fin de l'automne lorsque la végétation n'est ni assez vigoureuse ni assez dense pour permettre une nouvelle coupe.

Pour être juste, il faut bien reconnaître que la stabulation permanente n'a pas seulement des avantages; elle a aussi des inconvénients : diminution de la robusticité chez un bon nombre de races qui, en devenant grandes et précoces, deviennent aussi plus difficiles à nourrir et plus fragiles ; affaiblissement notable de la sapidité et de la valeur nutritive des tissus musculaire et adipeux ; disparition de certains laits très aromatiques et très crémeux qui fournissaient des beurres estimés, etc.

Mais, dans la plupart des cas, ces inconvénients sont peu de chose relativement aux avantages signalés ci-dessus.

L'étude du régime de la stabulation permanente nous conduit naturellement à celle de la *conservation des fourrages.*

On sait que les fourrages verts et les résidus de distillerie, conservés dans les silos, subissent la fermentation acide ; habituellement l'acide acétique domine ; rarement l'acide butyrique.

Nous rejetons de la façon la plus absolue tous

les aliments fortement acides, les fourrages et résidus ensilés comme les autres ; ce n'est que dans le cas où, par suite de conditions d'ensilage exceptionnelles, la fermentation acide sera peu prononcée, que nous nous résignerons à faire usage de ces aliments pour les femelles affectées à la production du lait.

Nous connaissons malheureusement peu les transformations chimiques qui accompagnent la dessiccation des plantes : la perte d'une certaine quantité d'eau d'organisation ; la diminution de la digestibilité des matières albuminoïdes dont on a exagéré l'importance ; l'élévation du point de fusion des matières grasses dont on a méconnu la valeur ; l'oxydation des huiles essentielles qui, d'après quelques auteurs, engendreraient de l'acide valérianique, sont les seules modifications dont on ait tenu compte jusqu'ici.

En tout cas, au point de vue physiologique, les aliments secs ont des avantages et des inconvénients. Par suite probablement de la faible proportion d'eau, de l'état des matières grasses et d'autres conditions que nous ignorons, ils conviennent beaucoup à la production du travail, moyennant à l'engraissement, très peu à la croissance et à la sécrétion du lait.

On peut atténuer, dans une certaine mesure, ces derniers inconvénients.

Et d'abord presque tous les agriculteurs ont l'habitude de couper les fourrages très tard, à la fin de la floraison et même après la formation des graines. Cette pratique peut présenter quelques avantages au point de vue de l'alimentation des animaux de travail, mais elle est certainement nuisible à la production du lait en général; elle l'est particulièrement à celle du lait-beurrier qui exige des aliments relativement jeunes, aromatiques et rapides.

Pour éviter un danger il ne faut pas tomber dans un autre; autant il est préjudiciable de laisser les principes immédiats contenus dans les plantes émigrer des tiges et des feuilles qui constituent la plus grande partie du fourrage, vers les fleurs, les fruits et finalement vers les graines dont une grosse part est inévitablement perdue, autant il serait irrationnel de ne pas attendre la formation d'un certain nombre de ces principes : à tout prendre, les fourrages cueillis trop tard sont supérieurs aux fourrages cueillis trop tôt.

A notre avis, c'est immédiatement avant ou pendant la floraison, suivant les espèces, qu'il convient de faucher les fourrages destinés à nourrir les femelles laitières, particulièrement les femelles beurrières; en aucun cas il ne faut attendre le développement complet des graines.

Comment doit-on procéder au fanage? Malgré

les tendances des chimistes à considérer l'oxygène
de l'air comme le grand destructeur des fourrages
pendant la dessiccation, les agriculteurs continuent
toujours et bien justement à accuser l'humidité
et le soleil, et s'appliquent surtout à éviter leur
funeste influence : la dessiccation à l'abri de la
lumière et de l'eau, voilà pour eux l'idéal.

Privés jusqu'ici et probablement pour longtemps
d'espaces couverts suffisamment grands, ils en sont
réduits à opérer le fanage en plein champ, c'est-
à-dire au grand soleil, le jour, à la fraîcheur et à
la rosée, la nuit : très heureux encore s'ils ne
survient pas quelque averse pendant l'opération.
Les plus expérimentés arrivent cependant, quand
le temps est favorable, à conserver aux fourrages
une partie de leur verdeur, de leur arome et de
leur bon goût. Pour cela, ils disposent en petit tas
l'herbe fauchée de façon à en protéger une bonne
partie contre les rayons du soleil ; à l'entrée de la
nuit ils les réunissent en meules pour éviter, dans
une certaine mesure, l'action de la rosée ; le len-
demain, et quelquefois le surlendemain, ils recom-
mencent la même opération en ayant soin de retourner les petits tas de façon à placer en haut la
portion du fourrage qui était en contact avec le
sol : à la fin du troisième jour, rarement à la fin
du second, ils engrangent le foin.

Les agriculteurs qui disposent de presses,

peuvent ensuite se mettre à l'abri, partiellement bien entendu, de l'influence desséchante et oxydante de l'air qui altère à la longue les fourrages les mieux fanés, les mieux rentrés, suivant l'expression consacrée.

Enfin ceux qui possèdent des granges couvertes de chaume protègeront facilement contre les atteintes de l'air humide, leurs fourrages engrangés. Il y a vingt ou trente ans on voyait encore sur nos marchés des foins ainsi conservés ; leur verdeur et leur bouquet les distinguaient facilement des foins qui avaient séjourné longtemps sous les toits ordinaires. C'est que, pour les fourrages comme pour les animaux, comme pour l'homme, les toits de chaume épais et bien confectionnés n'ont pas seulement l'avantage d'être très isolants, ils semblent encore tamiser l'air en lui enlevant l'excès de vapeur d'eau qu'il peut contenir.

Depuis que la loi a défendu la construction de nouveaux toits de chaume, les paysans de certaines régions de la France (Franche-Comté), ont cherché à atténuer les inconvénients des toits ordinaires en interposant entre eux et la partie supérieure des fourrages engrangés, une épaisse couche de paille.

Un mot sur le *sel marin* à propos duquel les savants et les praticiens ont si souvent discuté.

L'observation démontre que, sous tous les climats, les herbivores bien nourris n'ont nullement besoin de chlorure de sodium. Quand on leur donne ce dernier sel en quantité modérée, on observe seulement quelques modifications du côté des poils qui acquièrent un peu plus de finesse, un peu plus de brillant.

Au contraire, chez les animaux insuffisamment nourris ou chez ceux qui reçoivent des fourrages altérés, le sel de cuisine améliore sensiblement l'état général : les digestions surtout sont facilitées par l'action du condiment.

Les femelles laitières étant nourries fortement, ainsi que nous l'avons vu ci-dessus, le chlorure de sodium ne saurait exercer sur leur organisme une grande influence. Néanmoins, en raison d'un peu de paresse de leurs organes digestifs, en raison surtout de l'élimination par la mamelle d'une quantité notable de chlore et de soude, nous accorderons à ces animaux une petite quantité de sel de cuisine.

Et comme cette paresse digestive est plus grande, cette élimination de chlore et de soude plus intense (nos expériences le prouvent), quand les animaux vivent d'aliments secs et sont condamnés à la stabulation permanente, nous donnerons à ces derniers une quantité plus grande de ce condiment, sans jamais dépasser 30 ou 40 grammes par jour pour les grands herbivores, et 8 ou 10 grammes pour les petits.

Immédiatement *après* la *mise bas*, les femelles domestiques se trouvent dans un état de dépression très prononcé qui nécessite une hygiène et une alimentation particulières. Il faut, pendant quelques jours, les protéger contre les intempéries, leur administrer des boissons chaudes, quelque peu émollientes, tout en évitant soigneusement de les laisser boire à discrétion : les soupes, comme tous les aliments cuits, peuvent rendre de véritables services pendant cette période de la lactation.

Un grand nombre de femelles ayant l'habitude de manger les enveloppes fœtales, il est prudent d'enlever ces organes immédiatement après leur expulsion des organes génitaux; mais il n'est pas rationnel, selon nous, de nettoyer complètement le ou les petits sous prétexte que l'ingestion de quelques débris placentaires ou des corps gras qui adhèrent à la peau de ces jeunes êtres, peut troubler les fonctions digestives d'un herbivore adulte.

En réalité, on s'oppose ainsi à une opération cérébrale si universelle et si fréquente, que nous sommes vraiment étonné qu'elle n'est encore frappé d'autres esprits que quelques bergers illettrés.

Toute femelle qui vient de mettre bas s'efforce

d'abord de construire, *cérébralement*, son produit, de façon à le différencier de tout ce qui l'environne et finalement à le *reconnaître*. Cette construction intellectuelle, base principale de l'attachement maternel, repose nécessairement sur les renseignements fournis par les sens.

Or, chez les animaux domestiques, les signes visuels sont très secondaires relativement aux signes olfactifs et gustatifs : tout le monde sait que le plus perfectionné de ces animaux, le chien, reconnaît assez difficilement, par la vue, les êtres qui l'entourent ; qu'il suffit parfois d'un changement léger de forme ou de couleur pour l'induire en erreur, tandis que l'olfaction lui permet de se représenter ces êtres rapidement, facilement et sûrement. *A fortiori* en est-il de même des herbivores.

Lors donc qu'une femelle de cet ordre venant de mettre bas, sent, goûte et finalement mange le délivre, ce n'est pas, comme on l'admet généralement, pour échapper à un ennemi qui serait fatalement imaginaire, pour toutes les espèces domestiques, depuis des milliers d'années ; lorsqu'elle sent et lèche son produit, particulièrement vers l'anus où elle semble rechercher l'odeur la plus forte, la plus personnelle et, partant, la plus significative, ce n'est pas par suite d'une dépravation des sens ; c'est uniquement pour se représenter et pour reconnaître l'être auquel elle est prête à donner toute son affection.

Et ce qui le prouve, c'est que si vous empêchez cette construction cérébrale ; si même, après l'avoir permise, facilitée, vous placez la nouveau-né avec d'autres nouveau-nés de façon que sa saveur et son odeur deviennent très difficiles à saisir, la mère refusera net, le plus souvent, de lui accorder son amitié, et le chassera brutalement de sa mamelle.

Laissons donc les femelles domestiques faire la toilette de leurs petits immédiatement après la naissance ; évitons, plus tard, tout ce qui pourrait altérer la représentation qu'elles se sont faite de ces jeunes êtres, par la vue et surtout par l'odorat et par le goût ; et nous obtiendrons sûrement d'elles cette affection forte et continue qui est l'excitant le plus efficace d'une sécrétion lactée abondante et généreuse.

HYGIÈNE DES FEMELLES LAITIÈRES D'APRÈS
LEUR DESTINATION ÉCONOMIQUE

Dans les considérations qui précèdent nous avons eu uniquement en vue la femelle en lactation, son état physiologique et les besoins qui y correspondent ; il s'agit maintenant de déterminer l'hygiène de cet animal d'après sa destination économique qui peut être :

1° la production du lait fermenté ;

2° la production du lait fromager ;

3° la production du lait beurrier ;

4° la production du lait destiné à la nourriture de l'homme ou des animaux et que nous appellerons d'une manière générale lait-aliment.

5° la production du lait-médicament.

1°. — HYGIÈNE DES FEMELLES LAITIÈRES DANS LA PRODUCTION DU LAIT FERMENTÉ

Jusqu'ici trois femelles domestiques ont été utilisées dans la production des laits fermentés : dans l'ordre historique la chèvre a d'abord fourni l'arian; plus tard, la jument a produit le Koumys : en dernier lieu la vache a donné le Képhir.

Il ne faudrait pas croire que cette distinction des laits fermentés tienne uniquement aux espèces animales qui les fournissent; elle dépend surtout de la nature des champignons qu'on fait agir sur le lait : ainsi on peut faire indifféremment du Képhir ou du Koumys avec le lait de vache.

Quoique la graine d'Arian, de Koumys et de Képhir soit formée par le mélange de nombreuses espèces végétales encore incomplètement déterminées; quoique leur action sur le lait soit très complexe et imparfaitement connue, on sait cependant qu'un lait fermente d'autant plus facilement qu'il contient plus de sucre, moins de graisse et que cette graisse est fusible à plus basse température. Quant au goût du liquide après la fermentation, il dépend surtout des huiles essentielles, des composés aromatiques dont l'oléine est habituellement le véhicule.

On devine, dès lors, que le *régime du vert* convient spécialement à la production des laits fermentés.

Nous avons vu, en effet, que sous son influence le lait devenait plus aqueux, plus maigre ; que l'oléine prédominait peu à peu sur les autres glycérides en même temps que les principes aromatiques qui l'accompagnent.

Comme quelques-unes de ces dernières substances se détruisent rapidement, le régime du vert sera ici le régime du pâturage.

Lorsque les prairies naturelles manqueront ou seront insuffisantes, certains fourrages verts, particulièrement le maïs, permettront d'obtenir, à l'étable, un lait maigre, relativement riche en oléine, très fermentescible, plus fermentescible même que le lait produit par le régime du pâturage, mais inférieur néanmoins à ce dernier au double point de vue de la sapidité et de la valeur nutritive.

Nous avons vu plus haut que le régime du vert ne suffit pas en général pour maintenir les femelles laitières en bon état ; souvent même il produit, à la longue, un effet débilitant d'autant plus dangereux qu'il ne retentit que tardivement sur la sécrétion lactée.

Conséquemment ce régime ne doit pas être absolu ; il sera heureusement complété par l'usage d'une petite quantité de grains ou autres aliments concentrés et de fourrages secs qu'on distribuera surtout le soir au moment où les animaux rentreront du pâturage.

Il ne faut pas oublier que, dans les climats froids et même tempérés, non seulement les animaux ne peuvent aller au pâturage toute l'année, mais il est bien difficile de leur donner à l'étable des aliments verts pendant les mois de décembre, janvier et février, c'est-à-dire depuis l'instant où les regains finissent jusqu'au moment où les fourrages les plus précoces (orge, seigle, etc.) commencent.

Durant cette période, le son et la betterave remplaceront les aliments verts; ils produiront en abondance un lait relativement maigre et sucré.

C'est ici la place, croyons-nous, de dire quelques mots des aliments cuits.

Tous les philosophes, tous les historiens ont fait ressortir l'immense progrès qui est résulté, pour notre espèce, de la cuisson des aliments; beaucoup de nourrisseurs, d'engraisseurs ont constaté les avantages qui résultaient de cette préparation des aliments pour les animaux domestiques; dans certains pays même, comme le Limousin, on abuse de la cuisson dans la nourriture des bêtes de boucherie.

Nous n'avons pas l'intention d'étudier les transformations chimiques, si peu connues du reste, que subissent les aliments quand on les soumet à l'action de la chaleur et particulièrement à l'action de l'ébullition ; nous ferons remarquer seulement que, sous cette dernière influence, la teneur des aliments en eau s'élève considérablement, non seulement parce que ce liquide imbibe et pénètre facilement ces substances, mais parce qu'il s'unit à divers principes immédiats. En outre les composés aromatiques, les huiles essentielles disparaissent en grande partie ; et bon nombre de combinaisons minérales ou organiques peu stables sont complètement transformées.

La teneur élevée en eau des aliments cuits explique leur action sur la formation de la graisse et la production du lait. Les ruminants ainsi nourris acquièrent rapidement un haut degré d'engraissement ; les femelles en lactation produisent un quart et même un tiers de lait en plus que dans les conditions ordinaires.

Mais il faut bien reconnaître que la graisse et le lait qui se forment dans ces conditions n'ont pas la densité, l'arome, le bon goût de la graisse et du lait qu'engendrent les aliments crus ; les animaux eux-mêmes, malgré leur superbe apparence, l'augmentation rapide de leur poids, manquent d'énergie et de résistance : ils ont beaucoup de graisse et peu de sang disent justement les paysans.

Néanmoins les aliments cuits, donnés avec modération, seront très précieux dans la production des laits fermentés, non seulement à cause de leur énorme influence galactogogue, mais encore à cause de la richesse en lactose et de la pauvreté en graisse du lait qu'ils produisent.

Il n'est pas jusqu'aux pulpes, drèches, vinasses et autres résidus industriels que nous proscrirons de la façon la plus absolue quand il s'agira de la production du lait-aliment, qui ne puissent jouer ici un certain rôle.

On nous permettra de déclarer, avant de terminer ce court chapitre, qu'à notre avis, le véritable lait fermenté, celui dont les effets sont les plus évidents, les plus incontestables, est le Koumys de lait de jument. On tenterait en vain de lui substituer le Képhir de lait de vache dont le succès passager, dans certaines villes, tient uniquement à la rareté et à la cherté du lait de jument.

2°. — HYGIÈNE ET ALIMENTATION DES FEMELLES LAITIÈRES
DANS LA PRODUCTION DU LAIT FROMAGER

Ainsi que nous l'avons exposé plus haut, la caséine a ses ferments digestifs et particulièrement son ferment gastrique, la *caséine-pepsine* (présure). A un moment où nous connaissions imparfaitement le rôle de ce ferment, nous avons proposé de le désigner sous le nom de pexine; mais nous avons établi depuis, en collaboration avec M. Arthus, que la coagulation du lait présuré tient à la combinaison de l'une des deux substances engendrées par la caséine, le caséogène, avec les sels de chaux, et qu'elle constitue, dès lors, un fait secondaire, accidentel pour ainsi dire dans la digestion gastrique de ce liquide.

Pour qu'un lait soit utilisable dans la fabrication du fromage, il ne suffit donc pas qu'il contienne de la caséine; il faut encore qu'il renferme dans certaines proportions et sous une certaine forme, des composés calciques capables de se combiner avec le caséogène pour former le caséum; nous avons vu que les laits d'ânesse, de chamelle, de chèvre, de brebis, de vache et de chienne étaient habituellement caséifiables quoique à des degrés bien différents.

D'après nos recherches, le rendement en fromage

de ces divers laits est sensiblement proportionnel à leur teneur en chaux : de lait de chienne, le plus fromageux de tous, renferme en moyenne 4 grammes de chaux par litre; celui de brebis, qui vient ensuite, 3 grammes ; ceux de chèvre et de vache 1 gr., 8 ; ceux de chamelle et d'ânesse 1 gr., 5.

Cette relation dépend surtout de ce que, chez ces diverses espèces, les laits très phosphatés et très calciques sont habituellement les plus gras ; ainsi le lait de chienne est plus gras que celui de brebis, celui de brebis est plus gras que celui de chèvre ou de vache, etc. Elle dépend aussi de ce que la rétraction du fromage est d'autant plus grande que le lait est plus maigre; presque nulle dans le lait de chienne nourrie de viande, faible dans le lait de brebis, cette rétraction est assez intense dans les laits de chèvre et de vache.

Espèces fromagères. — Ainsi donc le rendement en fromage d'un lait caséifiable est d'autant plus grand que ce liquide est plus riche en combinaisons phosphatées et calciques; que sa teneur en graisse est plus élevée; que son acidification spontanée est plus lente et plus faible. Dès lors, la chienne apparaît comme la plus fromagère de nos femelles domestiques ; immédiatement après elle et non loin d'elle se place la brebis qui pourrait former, avec la précédente, le groupe des femelles très fromagères ; viennent ensuite la chèvre et la vache qui sont moyennement fromagères ; enfin la chamelle et l'ânesse qui formeront le groupe des femelles peu fromagères.

En raison de sa petite taille et. de la petite quantité de lait qu'elle produit, en raison des difficultés que l'on rencontre habituellement pour la traire, en raison surtout de sa destination sociale plus élevée, la chienne ne saurait être utilisée dans l'industrie fromagère ; l'ânesse, médiocre laitière et très peu fromagère, et la chamelle, grande laitière mais précieuse surtout dans la production du lait-aliment, ne peuvent avoir non plus, normalement, une pareille destination.

Les seules femelles utilisables industriellement au point de vue qui nous occupe sont donc la brebis, la vache et la chèvre ; et encore, dans des circonstances que nous préciserons plus tard, le lait de cette dernière ne peut être utilisé avantageusement que dans l'alimentation de l'homme.

Races fromagères. — Si, au lieu de considérer des femelles domestiques de différentes espèces, on envisage des femelles de même espèce appartenant à des races diverses, ou la même femelle à une époque plus ou moins éloignée de la mise bas, ou le même lait pris au commencement, au milieu ou à la fin de la traite, on constate que le rendement du lait en fromage dépend beaucoup moins de la quantité d'acide phosphorique et de chaux peu variable du reste, contenue dans ce liquide, que de la proportion de graisse.

Ainsi, dans l'espèce bovine, les races grandes laitières, il serait plus précis de dire les races à longue lactation, telles que la hollandaise, la fribourgeoise et la flamande, considérées comme essentiellement fromagères et utilisées ainsi habituellement, doivent cette destination économique bien moins à la quantité de caséine, de chaux et d'acide phosphorique contenue dans leur lait, qu'à la pauvreté relative de ce dernier liquide en corps gras, particulièrement en ces glycérides qui constituent la crème et finalement le beurre; ce qui revient à dire qu'elles sont fromagères parce qu'elles ne peuvent être beurrières. On peut en dire autant de toutes les vaches exceptionnellement douées au point de vue de la sécrétion mammaire, quelle que soit la race à laquelle elles appartiennent.

Le lait des vaches auvergnates, lourdaises, etc. est assez caséeux et assez crémeux pour pouvoir être utilisé indifféremment dans l'industrie fromagère et dans l'industrie beurrière. Du reste, la destination économique du lait produit par ces races comme celle du lait en général, ne dépend pas seulement de sa composition chimique et de ses propriétés physiologiques, mais encore de la situation agricole et commerciale de la région où ces animaux sont exploités : ainsi quoique très beurrière, la race normande est souvent utilisée dans la production du fromage.

Nous parlons ici, bien entendu, de l'utilisation primitive du lait, incomparablement plus importante au point de vue économique que l'utilisation secondaire. De même que nous ne considérons pas comme beurrier le lait qui, après la fabrication du fromage du cantal ou celle du gruyère, sert à la fabrication du beurre dit, beurre de montagne en Auvergne, beurre de fonte en Franche-Comté, dans le Jura, etc., de même nous ne regardons pas comme laits fromagers ceux qui, après écrémage, sont transformés en un caillé que l'on pourrait appeler : fromage à caséine, sans crème.

Quant aux diverses races caprines nous pouvons, grâce à nos recherches, établir des différences notables. Le lait des chèvres auvergnates et du Mont-d'Or est très gras en même temps que très caséeux : il convient donc parfaitement à la fabrication du fromage ; tandis que le lait des chèvres béarnaises, peu abondant et maigre, est ordinairement utilisé comme lait-aliment.

Age du lait. — D'après les recherches que nous avons faites sur les variations de la matière minérale du lait pendant une période de lactation, la quantité d'acide phosphorique et de chaux, très élevée immédiatement après la mise bas, diminue pendant quelques semaines, pour remonter ensuite jusqu'à la fin de la lactation ; il en est de même de la graisse, tout au moins de celle qui peut être emprisonnée et retenue dans les mailles du caséum. Rien d'étonnant, par suite, à ce que le rendement d'un lait en fromage varie avec l'âge de ce lait : considérable au début, dès que le colostrum est caséifiable, et il l'est quelquefois immédiatement après la part chez la vache, ce rendement s'abaisse peu à peu pendant un mois et demi, deux mois, trois mois, puis s'élève de nouveau jusqu'aux derniers jours de la lactation, sans atteindre cependant le niveau qu'il occupait pendant la période colostrale.

Quoique très fromageux, le colostrum n'est cependant pas utilisé dans la fabrication du fromage en raison de son goût désagréable et aussi, il faut bien le reconnaître, de son emploi habituel dans l'alimentation des nouveau-nés ; mais le vieux lait, au contraire, ne saurait avoir une destination plus avantageuse. Parfois même il est employé pour faciliter la coagulation et augmenter le rendement en fromage d'un lait plus jeune :

ainsi, dans le Cantal, on conserve toujours des vaches ayant vélé depuis longtemps afin de mélanger leur lait avec celui des autres vaches, au moment de présurer; dans le Mont-d'Or lyonnais et autres régions où l'on fabrique le fromage de chèvre, on ne fait porter certaines chèvres que tous les deux ans dans le but d'avoir, en toute saison, du vieux lait qui rend le lait jeune plus sensible à l'action de la présure, et l'empêche de tourner en petit-lait.

Nous avons vu précédemment que la quantité de fromage produite par un lait augmentait du commencement à la fin de la traite; nous avons vu en même temps que le fromage du début était dur, corné, peu agréable au goût, tandis que celui de la fin était mou, gras et sapide; par conséquent, au double point de vue de la quantité de fromage et de sa qualité, le lait récemment sécrété est supérieur à celui qui a séjourné plus longtemps dans la mamelle : le lait fromager doit donc être âgé par rapport au moment où la glande mammaire est entrée en activité, et jeune par rapport à l'instant où il a été sécrété.

Enfin il doit être présuré à la sortie de son réservoir naturel, alors qu'il est encore chaud, vivant en quelque sorte, non seulement parce qu'il caille alors plus facilement, mais parce que son rendement en fromage est plus élevé. Nous avons

fait sur ce sujet un certain nombre de déterminations.

Au sortir de la mamelle le lait de vache est très
sensible à l'action de la présure : il caille avec une
grande rapidité, et le fromage qu'il engendre est
relativement gras, peu rétractile. A mesure qu'on
s'éloigne de la traite la coagulation est plus lente,
plus incomplète, la rétraction du fromage plus
intense, ce qui fait dire justement aux paysans que
le lait rassis tourne beaucoup en petit-lait.

Ces différences entre le lait fraîchement trait et
le lait qui a été abandonné un certain temps à
l'air libre, expliquent pourquoi certains individus
digèrent bien le premier et non le second, tandis
que d'autres digèrent mieux le second que le premier. On comprend, en effet, que dans le cas d'un
suc gastrique agissant rapidement et énergiquement sur le lait, la coagulation du lait sortant de
la mamelle se produise brutalement, en bloc,
sans absorption préalable, tandis qu'un lait rassis
caillera plus lentement, plus incomplètement ; au
contraire, dans le cas d'un suc gastrique ayant une
faible action caséifiante, soit à cause du peu d'acidité, soit à cause de la petite quantité de caséine-
pepsine, soit pour ces deux causes réunies, le lait
fraîchement trait pourra encore être caséifié assez
promptement, tandis que le lait rassis ne le sera
que tardivement, et parfois pas du tout.

La destruction cadavérique du lait de chèvre, le développement des micro-organismes au sein de ce liquide, sont sans doute beaucoup moins intenses que dans le lait de vache ; ce qui est certain, c'est qu'il conserve à peu près intacte sa faculté coagulante. Néanmoins, ainsi que l'ont observé de tout temps les paysannes qui s'adonnent à la fabrication du fromage de chèvre, le caillé produit par un lait rassis est relativement très rétractile, et expulse une quantité notable de petit-lait.

Nous n'avons pas eu l'occasion d'étudier le lait de brebis à ce point de vue, mais un bon nombre d'observations nous prouvent qu'il subit à l'air libre des modifications analogues à celles des laits précédents. Ainsi, dans les pays où les bergers vendent le caillé de brebis, on considère que ce fromage est convenablement préparé quand il n'expulse pas une quantité appréciable de lacto-sérum pendant qu'on le sert à table. Pour obtenir ce résultat, les bergers ont l'habitude de présurer le lait au sortir du pis ; la coagulation se fait alors presque instantanément, en bloc, et le fromage engendré se rétracte avec une extrême lenteur. Avec le lait de brebis froid, au contraire, l'action de la présure est plus lente, moins complète, et l'expulsion du lactosérum plus rapide.

Influence de la quantité de présure et de la température. — Dans ses recherches sur les conditions physiques de l'action des diastases, M. Duclaux a démontré que si la température reste constante, les temps de coagulation d'un lait sont en raison inverse des quantités de présure employées; il a vu aussi qu'avec une trop forte proportion de ferment le coagulum est mou.

De leur côté les praticiens savent qu'un lait trop présuré produit un fromage fragmenté et de mauvais goût; comme le lactosérum est alors blanchâtre et se rapproche un peu de celui qui résulte de la coagulation du lait bouilli, on dit qu'une grande quantité de présure brûle le lait. Ils ont observé aussi qu'un lait ayant reçu la quantité minimum de présure nécessaire à la coagulation, engendre un excellent fromage : d'où l'habitude de faire cailler le lait le plus lentement possible.

M. Duclaux s'est occupé aussi de l'influence de la température sur la coagulation du lait; non seulement il a construit une courbe qui représente l'action de la présure aux différentes températures, mais il a encore noté les différences physiques du coagulum.

De leur côté les praticiens savent que le fromage est d'autant moins compacte, d'autant moins savoureux, qu'il a été produit à une température plus élevée. Quand le lait destiné à la fabrication du fromage a été soumis préalablement à l'ébullition, comme dans la production du gruyère, le lacto-sérum contient assez de graisse pour pouvoir être utilisé fructueusement dans l'industrie beurrière.

Il est vrai que, dans certaines conditions de race, d'alimentation, etc., le petit-lait obtenu après la coagulation du lait cru tiède est assez riche en crème pour pouvoir subir la même destination : on utilise ainsi le petit-lait dans l'industrie du fromage du Cantal.

Ces considérations préliminaires sur la caséi-fication du lait nous permettent d'aborder main-tenant, d'une façon systématique, l'étude de *l'hygiène des femelles dans la production du lait-fromager*.

Le rendement en fromage étant plus élevé dans le lait d'âge moyen ou vieux que dans le lait jeune, les fécondations rapprochées ne seront pas ici, comme dans l'industrie beurrière, une nécessité; ainsi, par exemple, on pourra ne faire porter que tous les deux ans les vaches grandes laitières des races hollandaise, flamande, etc., à moins que des conditions économiques autres que la produc-tion du fromage, ne s'y opposent ; il en sera de même pour les chèvres à longue lactation comme la nubienne, la maltaise, certains types des races d'Auvergne et du Mont-d'Or, etc.

Puisque le mouvement diminue la quantité

totale du lait ; puisque, d'autre part, il abaisse la teneur en graisse de ce liquide sans modifier notablement la proportion de caséine, il est indiscutable que la stabulation permanente, dont nous avons déjà montré d'une manière générale les principaux avantages, sera particulièrement indiquée pour les femelles affectées à l'industrie fromagère.

L'influence du nombre des traites sur la quantité du lait et la composition chimique de ce liquide sera examinée à propos du lait-beurrier et du lait-aliment dans la production desquels elle joue, on peut dire, un rôle fondamental ; nous dirons simplement ici que les femelles affectées à l'industrie fromagère doivent être traites trois fois, deux fois ou une fois par jour, suivant l'époque de la lactation, l'aptitude laitière, le régime, etc.

Quelles sont les régions, quels sont les terrains qui conviennent le plus à la production du lait-fromager ?

Si l'on ne considère que la quantité de lait, l'influence du climat est bien différente chez les trois principales femelles fromagères. Tandis que l'aptitude laitière de la vache diminue généralement des pays froids (Hollande) vers les pays tempérés (France), des pays tempérés vers les pays chauds (Afrique), si bien que sous les tropiques cet animal ne fournit plus guère que quelques

litres de lait par jour, elle augmente au contraire
chez la chèvre qui semble même n'acquérir toute
sa puissance laitière que dans les pays chauds : en
Afrique, en Égypte et mieux encore sous le ciel
brûlant de la Haute-Nubie, les chèvres mal-
taises et nubiennes produisent beaucoup de lait.

Si l'on considère d'autre part la qualité du lait,
on constate que, chez la vache, les climats tempérés
et froids sont supérieurs aux pays chauds ; dans
la zone torride le lait de vache est généralement
blanc, crayeux, pauvre en crème, et ne peut
être utilisé avantageusement que dans la fabrication du fromage ou dans l'alimentation de
l'homme.

Nous ne pouvons nous empêcher de faire remarquer l'harmonie qui existe entre ces variations
dans la constitution chimique du lait et les besoins
des jeunes êtres auxquels ce liquide est destiné.
Pourvus d'un système nerveux régulateur de la
température très imparfait, ces derniers luttent
contre le refroidissement surtout par l'exagération des combustions internes naturellement
d'autant plus grandes que la température extérieure est plus basse ; cette suractivité des combustions internes exige une alimentation riche en
graisse.

Quoique l'influence de l'altitude varie beaucoup
suivant la nature du sol, on peut admettre qu'elle

est favorable à la production des laits gras et particulièrement des laits-beurriers ; les plaines, au contraire, avec leurs laits généralement blancs, peu crémeux, sont surtout des pays à fromage. Cela ne veut pas dire que, dans bon nombre de circonstances, le lait d'altitude ne soit avantageusement utilisé dans la fabrication du fromage (Cantal, Franche-Comté, Jura, Suisse), et le lait des plaines dans la fabrication du beurre (Normandie, Gâtinais, etc.).

D'une manière générale le voisinage de la mer agit dans le même sens que l'abaissement de température ou que l'altitude ; en France, par exemple, la fabrication du beurre domine à l'ouest, celle du fromage à l'est et au centre.

La nature du sol exerce fatalement sur la composition chimique du lait et conséquemment sur son utilisation, une influence considérable. Habituellement les femelles laitières vivant sur des terres calciques produisent un lait blanc, relativement maigre, qui convient surtout à la fabrication du fromage ; tandis que les femelles nourries sur des terres riches en potasse, en soude, en tout cas pauvres en chaux, donnent un lait jaunâtre, gras, crémeux, qui peut avoir une destination plus élevée que le précédent. On a été conduit ainsi à admettre que les terrains primitifs et primaires, caractérisés en général par le manque de calcaire, engendraient les sols à beurre ; tandis que les terrains d'origine plus récente (jurassique, crétacé et tertiaire), riches en chaux, avaient produit les sols à fromage.

Nous avons été séduit nous-même par cette division si simple et en apparence si naturelle des terres, jusqu'au jour où, étudiant la question d'un peu plus près, nous nous sommes aperçu qu'elle n'était pas rigoureusement vraie ; qu'elle était en tout cas beaucoup moins générale que la division des flores dont les observateurs n'ont tenu jusqu'ici qu'un compte insuffisant.

Si le manque de calcaire ou, pour mieux dire, la pauvreté en calcaire était la caractéristique des pays à beurre, pourquoi le Limousin à sous-sol uniformément granitique, serait-il si peu beurrier ; et pourquoi le Gâtinais dont le sous-sol est absolument calcaire, le serait-il tant ? Les meilleures prairies de Carantan et d'Isigny sont sur la tangue qui contient 40 à 50 p. 100 de carbonate de chaux.

En réalité, il existe une *flore fromagère* et une *flore beurrière* et non pas, rigoureusement parlant, des pays à fromage et des pays à beurre ; en réalité une plante fromagère est fromagère sur tous les sols quoique à des degrés divers, et une plante beurrière est également beurrière partout ; si bien qu'une même terre peut être terre à fromage ou terre à beurre suivant les plantes qui y viennent spontanément ou qu'on y cultive.

Les terres propres à la culture du blé sont nécessairement très calciques, et cependant les plantes des chaumes, les cirses, les liserons et surtout la trane produisent un lait crémeux; quoique cultivés parfois dans des sols analogues, la luzerne et le sainfoin ont une action bien différente sur les matières grasses du lait : le sainfoin est plus beurrier que fromager, la luzerne plus fromagère que beurrière ; enfin la betterave et la carotte qui exercent sur la composition chimique du lait une action absolument opposée, la première élevant la caséine et abaissant la graisse, la deuxième élevant la graisse et abaissant la caséine, sont cultivées néanmoins sur les mêmes sols.

Depuis quelques années le commerce de la graineterie livre aux agriculteurs des semis modèles pour la création de prairies naturelles. Eh bien, dans certaines localités de l'Orne, notamment aux environs de Tue-Bœuf, où les prairies naturelles, venues spontanément, sont favorables à la production de laits crémiers, le foin des prairies obtenu avec les semis nouveaux a donné un lait blanc, crayeux, ne pouvant être avantageusement employé qu'à la fabrication du fromage.

Dans le Limousin à sous-sol très uniformément granitique, les vaches nourries avec l'herbe ou le foin de prairie produisent un lait blanc, peu crémeux ; tandis que celles qui paissent dans les landes où l'ajonc nain, le genêt et la bruyère disputent le sol à de petites graminées, fournissent un lait jaunâtre gras et crémeux. La différence est bien autrement grande entre le lait de la zone des prairies et celui du plateau de Millevaches dont la flore diffère essentiellement de celle des pays environnants.

De ce que nous admettons, avant tout, une flore fromagère et une flore beurrière, cela ne veut pas dire que nous n'accordions une grande importance au sol, à sa situation géographique, à sa composition chimique, à celle des roches dont il provient, etc. Nous n'ignorons pas que les plantes beurrières aiment généralement les terres pauvres en chaux ; que quelques-unes sont même absolument calcifuges, tandis que les plantes fromagères sont habituellement calcicoles ; nous savons aussi qu'en introduisant la chaux dans les sols qui en contenaient peu, l'homme a réduit peu à peu le champ de production du beurre, et aussi du bon lait, pour augmenter d'autant le champ de production du fromage et aussi du lait médiocre ou inférieur ; nous admettons également que les végétaux beurriers préfèrent les températures modérées et même froides aux températures plus élevées, la lumière réfléchie, la clarté bleue du ciel à la lumière directe, moins douce, plus éclatante du so-

leil ; un air humide, des brouillards épais, des rosées et des neiges abondantes, à un air sec ; une
atmosphère et une eau contenant une certaine
proportion de sel marin à une atmosphère et une
eau trop pauvres en cette substance ; tandis que
les végétaux fromagers se contentent des climats
chauds, de la lumière directe, d'un air sec, d'un
air et d'une eau presque dépourvus de sel marin ;
d'où il résulte que les premiers dominent dans les
vallées élevées et les terres du littoral, tandis que
les seconds peuplent surtout les plaines et le centre
des continents ; nous appellerons même l'attention
sur deux conditions de végétation dont on n'a pas
tenu jusqu'à ce jour un compte suffisant : l'état
physique des roches formant le sous-sol, et la facilité avec laquelle elles cèdent certains éléments,
particulièrement la chaux.

Parmi les roches primitives et primaires qui
engendrent les terres favorables à la production
du beurre, il en est de riches en chaux ; il en est
même qui sont presque exclusivement calcaires
(calcaire dévonien de la partie occidentale des
Pyrénées) : leur influence ne dépend donc pas seulement de leur composition chimique. A notre
avis elle tient aussi à leur état physique.

Il est de remarque, en effet, que ces roches primitives et primaires sont habituellement cristalli-
sées, très dures, difficilement accessibles aux

agents de destruction ; et qu'elles cèdent, par suite, difficilement, lentement aux végétaux les principes nécessaires à leur développement. Elles favorisent donc une végétation lente, seule compatible avec la formation de tissus denses, peu albumineux et gras, peu lactogènes mais extrêmement beurriers ; tandis que les roches d'origine plus récente sont généralement amorphes, molles, friables, très accessibles aux agents de destruction ; et qu'elles abandonnent, par suite, facilement les principes minéraux qui les constituent ; en particulier elles cèdent facilement la chaux quand elles en contiennent une quantité notable : elles favorisent donc une végétation rapide, compatible seulement avec la formation de tissus mous, très albumineux et maigres, très lactogènes, mais peu beurriers.

Cela est si vrai que, parmi les roches de ce dernier groupe, celles qui n'accélèrent pas trop la végétation, soit parce qu'elles sont peu calciques, soit parce qu'elles abandonnent difficilement la chaux qu'elles contiennent, sont parfois aussi beurrières que les roches du premier groupe ; cela est si vrai que les plantes à croissance spontanément lente peuvent exercer la même influence sur le lait quel que soit le sol dont elles proviennent ; cela est si vrai que les grains, partout pauvres en eau, partout riches en principes nutritifs, ont aussi, à peu près partout, une action identique sur la sécrétion lactée; celà est si vrai, qu'un même végétal sera très inégalement beurrier ou fromager suivant le sol qui l'aura produit : le sainfoin court, dense, très gras et très sucré des terrains légers, sablonneux, peu fumés, est incontestablement plus beurrier que le grand sainfoin, ligneux et maigre des terres fortes, profondes et abondamment fumées; cela est si vrai, enfin, qu'une même plante fourragère capable de donner plusieurs coupes, sera très inégalement beurrière ou fromagère suivant la coupe considérée : la première coupe de grande luzerne est plus beurrière et moins fromagère que la seconde; celle-ci que la troisième, etc.

Quoique l'influence des végétaux sur la composition chimique du lait, aussi bien que sur la croissance des animaux et leur engraissement, varie avec l'âge et les conditions de végétation, il n'en est pas moins vrai qu'on peut établir entre eux des distinctions en les considérant dans des conditions aussi identiques que possible; les uns favorisent surtout la croissance et les autres l'engraissement; les uns produisent un lait très fromager et les autres un lait très crémeux, etc. De là résulte la possibilité d'établir une division agricole et zootechnique des flores que nous limiterons, pour l'instant, à ce qui intéresse l'industrie laitière ; nous la résumons dans le tableau suivant :

DIVISION DE LA FLORE AU POINT DE VUE DE LA PRODUCTION
DU FROMAGE ET DU BEURRE.

1° Flore fromagère...
a. *Flore fromagère* des terres d'origine ancienne (arbousier, châtaignier, etc.)
b. *Flore fromagère* des terres d'origine plus récente (luzerne, trèfle, betterave, etc.).
c. *Flore fromagère* commune à toutes les terres (avoine élevée, dactyles, houlques, ray-gras, etc.).

2° Flore beurrière....
a. *Flore beurrière* des terres d'origine ancienne (ajonc, bruyère, etc.).
b. *Flore beurrière* des terres d'origine plus récente (maïs, carotte, trane, vigne, etc.).
c. *Flore beurrière* commune à toutes les terres (genôts), etc.).

Il suffira d'examiner attentivement ce tableau pour se convaincre : premièrement, que la distinction des terrains en fromagers et beurriers souffre de nombreuses et grosses exceptions ; secondement que la division des flores seule présente une généralité suffisante.

Ainsi, pour ne citer que les exemples les plus décisifs, le panais et la carotte, qui donnent un lait si beurrier, le maïs dont la graine, réduite en farine, et les germes produisent un lait aussi riche en crème que pauvre en caséum ; la trane (*agrostis alba*) qui, de l'avis des cultivateurs picards, est la plus beurrière de toutes les herbes; les jeunes pousses de vigne qui, suivant l'expression exagérée sans doute, des fermières du Gâtinais, ne produisent que de la crème, sont des plantes venant à merveille sur les meilleures terres à blé, qui sont toutes d'origine récente et toutes fortement calciques.

Reconnaissons cependant que les pâturages consacrés à l'industrie fromagère reposent sur des terres abondamment pourvues de chaux; que ces terres soient d'origine jurassique comme dans la Franche-Comté, le Jura et la Suisse, ou qu'elles proviennent de roches volcaniques comme dans le Cantal; reconnaissons aussi que, parmi les plantes cultivées, celles qu'on peut considérer comme les *trois grandes fromagères* ; la luzerne, à cause de son appareil herbacé, la betterave, à cause de sa racine et le blé, à cause du périsperme de sa graine, sont aussi les trois principales plantes de la grande culture qui n'est possible, on le sait, que sur des terres d'origine récente, profondes et meubles, naturellement riches en chaux et artificiellement enrichies en humus par des fumures abondantes.

3°. — HYGIÈNE ET ALIMENTATION DES FEMELLES LAITIÈRES DANS LA PRODUCTION DU LAIT BEURRIER

Si nous abandonnons à l'air libre et dans des vases de même forme, une quantité égale des différents laits qui nous intéressent, nous verrons au bout d'un certain temps les éléments constitutifs de ces liquides se séparer ; les gros globules d'abord, quelques globules moyens ensuite monteront à la surface, et constitueront cette couche de graisse et de caséine que l'on désigne sous le nom unique de crème, malgré les variations énormes de sa composition chimique.

Presque nulle chez la truie, mince chez la chienne et chez la chèvre, la jument et l'ânesse, plus épaisse chez la vache, très épaisse chez la brebis où elle constitue souvent le tiers du liquide total ; très molle chez les solipèdes, dense chez les ruminants et chez la chienne ; blanche ou presque blanche chez la chienne, la chèvre, la brebis et l'ânesse ; légèrement jaunâtre chez la jument, plus jaune chez la vache, la crème présente encore des variations quantitatives et qualitatives notables suivant les races, les individus et l'alimentation, et pour un même lait, suivant une foule de circonstances dont nous examinerons sommairement les plus importantes.

En raison de leur légèreté spécifique, les gros

globules montent sûrement et rapidement à la surface du lait ; comme ils sont constitués surtout et peut-être uniquement par de l'oléine, on peut dire que tous les laits riches en cette dernière substance crèmeront beaucoup et crèmeront vite : tout ici est relatif, et quand nous disons qu'un lait crème beaucoup nous voulons dire que la quantité de crème qu'il fournit est très grande par rapport à la graisse totale. On comprend, dès lors, que nous placions en tête des laits crémeux le lait de femme : presque tous les globules gras qu'il contient montent rapidement à la surface, particulièrement dans les laits jeunes, si bien qu'au bout de très peu de temps, le lait sur (c'est ainsi qu'on appelle le lait privé de crème à cause de la rapidité de son acidification spontanée) devient verdâtre et clair comme certains lactosérums de ruminant. Dans ce cas la proportion de matière grasse contenue dans le lait écrémé est tellement faible, qu'on pourrait presque considérer l'épuisement comme total, absolu.

A l'opposé du lait de femme nous placerons les laits de chienne et de chèvre qui ne fournissent, normalement, qu'une petite quantité de crème relativement à la quantité de matière grasse qu'ils contiennent ; et, entre les deux, le lait de vache dont le rendement en crème présente, ainsi que nous le verrons bientôt, de fortes variations avec la race, l'individu et l'alimentation.

Un grand nombre de conditions physiques et chimiques influent, dans des sens divers, sur l'épuisement du lait, relativement à la quantité de crème qu'on peut en retirer. L'immobilité complète lui est favorable, on pourrait dire nécessaire : tout mouvement qui nuit à l'ascension de la crème, en diminue la quantité ; les vases larges en haut et étroits en bas agissent dans le même sens que l'immobilité ; mais ce n'est probablement pas comme le croyait Fourcroy, en augmentant la surface de contact du lait et de l'oxygène de l'air ; l'eau favorise l'ascension d'une crème abondante mais molle, difficile à baratter et peu beurrière ; la température de 12° est la température optimum de l'épuisement spontané dans la fabrication des bons beurres ; la chaleur d'ébullition favorise l'épuisement aux dépens de la qualité du produit : dans les comtés de Devon, de Somerset, etc., le lait destiné à la fabrication du beurre est chauffé jusqu'à ce que le commencement de l'ébullition, ou pour mieux dire l'imminence de l'ébullition soit annoncée par une grosse bulle venant crever à la surface du liquide, puis laissé au repos pendant vingt-quatre heures de façon à permettre la montée de toute la crème dont la proportion est ainsi augmentée d'un quart environ ; le mouvement centrifuge rapide du lait permet non seulement de séparer immédiatement la crème du lait, mais aussi d'obtenir une quantité de beurre beaucoup plus grande que dans les conditions ordinaires ; enfin, d'après les recherches que nous avons faites en collaboration avec M. Arthus, l'épuisement total d'un lait quelconque peut être facilement obtenu en précipitant par l'oxalate de potassium les sels de chaux contenus dans ce liquide ; nous ignorons ce que vaut, au point de vue industriel, la crème du lait oxalaté ; ce que nous pouvons affirmer, c'est que l'emploi de ce procédé chimique comme moyen d'épuisement est très supérieur aux divers procédés physiques ou chimiques utilisés jusqu'ici puisqu'il permet, pour ainsi dire, l'épuisement absolu.

Puisque les gros globules montent facilement et rapidement à la surface du lait, le repos de ce liquide suffit seul à leur séparation ; et les moyens d'épuisement que nous venons de citer ont une action d'autant plus grande, relativement, que ces globules sont moins nombreux par rapport aux moyens et aux petits globules. Par exemple, le lait de femme oxalaté ou non fournit sensiblement la même quantité de crème ; tandis que le lait de chienne et le lait de chèvre donnent, par la décalcification, une quantité de crème incomparablement supérieure à celle qui se séparerait spontanément dans ces liquides.

D'autre part, puisque ces globules de grande dimension sont le principal véhicule des composés aromatiques et sapides du lait, il est évident que la crème sera d'autant meilleure qu'on la considérera à un moment plus rapproché de son ascension : les beurres renommés d'Isigny proviennent de la crème des douze premières heures, de même que les beurres hollandais de première qualité; il est évident aussi que, pour un même lait, la crème sera meilleure au commencement qu'au milieu, au milieu qu'à la fin de la lactation; il est évident, enfin, que les procédés d'épuisement dont nous avons parlé ci-dessus, en favorisant l'ascension des globules moyens et petits, ne permettent pas la fabrication d'un beurre de qualité supérieure.

Espèces beurrières. — De ce qu'un lait est crémeux cela ne veut pas dire qu'il soit beurrier : l'extraction du beurre est en effet impossible pour le lait de femme et celui de jument; elle est très difficile pour le lait d'ânesse; elle n'est facile en somme que pour les laits de ruminant. Cette extraction qui s'opère habituellement par le barattage, est influencée en sens divers par un grand nombre de conditions physiques et chimiques dont l'action est souvent inverse de ce qu'elle est dans le précédent épuisement. Ainsi, les crèmes constituées par de gros globules à ascension facile et rapide sont plus longues à baratter et donnent une quantité de beurre moindre que les crèmes contenant une forte proportion de globules moyens : par exemple les crèmes des jeunes laits, celles du lait des jeunes bêtes, celles des premières heures sont plus pénibles à baratter et d'un rendement moins élevé que les crèmes des laits d'âge moyen, celles des laits de bêtes adultes, celles des dernières heures.

Pour juger de la valeur des femelles domestiques au point de vue de l'industrie beurrière, il ne suffit pas de savoir si leur lait crème peu ou point et si la crème qu'il peut fournir est propre à la fabrication du beurre ; il faut encore tenir compte des qualités de ce dernier produit.

Ainsi, le beurre d'ânesse, déjà très difficile à obtenir, est mou, fade et se conserve difficilement ; celui de chamelle est dur, blanc comme certains savons et d'un goût peu agréable ; celui de chèvre reste longtemps frais, mais il a une odeur et une saveur très prononcées qui ne plaisent qu'à un petit nombre de personnes ; celui de brebis est d'une finesse rare et d'un goût exquis, mais il doit être consommé peu de temps après son extraction : celui de bufflesse est, dit-on, remarquable par son goût et sa conservation facile ; enfin celui de vache est très supérieur aux autres si on tient compte à la fois, de la couleur, de la consistance, du goût et de la facilité de conservation.

Comme, d'autre part, cette femelle laitière s'élève beaucoup au-dessus des autres femelles domestiques par son rendement en lait ; comme son aire géographique, déjà considérable, s'accroît de jour en jour, elle représente pour nous la grande femelle beurrière, celle que nous aurons surtout en vue dans ce chapitre.

Races beurrières. — Nous avons accepté pendant longtemps et jusqu'au moment où nous avons écrit le présent chapitre, une erreur que tous les théoriciens sans exception admettent et propagent, à savoir que le perfectionnement des races bovines au point de vue de l'intensité et de la durée de la lactation est toujours favorable à la production du lait-fromager, et toujours nuisible à celle du lait-beurrier : l'exemple de certaines races si grandes laitières et si peu beurrières répandues un peu partout chez les nourrisseurs (hollandaise, belge, fribourgeoise, flamande) ; l'exemple de certains individus qu'on expose et qu'on prime dans les concours pour leur puissance laitière ; et enfin, il faut bien le reconnaître, la tendance naturelle à accepter, spontanément, ce qui est généralement admis, ont été les causes principales de la persistance de cette vieille erreur.

Cependant, si on réfléchit quelques instants sur ce sujet, on voit nettement que le perfectionnement des races bovines laitières s'est fait dans deux sens bien différents ; premièrement, on a augmenté l'intensité et surtout la durée de la lactation aux dépens du produit sécrété, comme dans les races hollandaise, belge, fribourgeoise, flamande, etc., c'est le seul cas dont on ait tenu compte jusqu'ici ; secondement, on a obtenu un résultat analogue, quoique plus faible, en conservant au lait toutes ses qualités, en augmentant même parfois son rendement en beurre : c'est le cas sur lequel nous appelons l'attention.

Deux exemples nous permettront de le rendre palpable, évident, indiscutable : la race bovine la plus perfectionnée, la plus fine, la plus laitière relativement au poids, est incontestablement la race jersiaise; or, c'est aussi elle qui produit le lait le plus gras, le plus crémeux, le plus beurrier ; parmi les variétés de la race normande, la cotentine se distingue par son rendement en lait ; or, elle est aussi la plus beurrière.

Si les limites de ce travail nous le permettaient, nous ferions connaître les principales modifications extérieures qui semblent accompagner, fatalement, ce dernier perfectionnement des races bovines ; nous appellerons simplement l'attention sur les caractères de la tête qui nous ont particulièrement frappé.

Dans la variété normande dite cotentine la tête est plus courte, les yeux plus écartés, plus saillants que dans les vaches normandes des autres variétés; chez la jersiaise, la brachycéphalie par réduction du chanfrein, l'écartement et la proéminence des yeux deviennent énormes : le facies de l'animal rappelle parfois celui de certains oiseaux de nuit.

Chez la chèvre aussi, le raccourcissement du chanfrein annonce souvent la production d'un lait abondant et très gras ; nous l'avons souvent constaté dans la race auvergnate où il coexiste avec l'écartement et la saillie énormes des yeux, si bien que quelques types ont exactement le facies de la vache de Jersey ; il atteint enfin ses limites extrêmes dans la race nubienne dont le lait contient jusqu'à 7 à 8 p. 100 de matière grasse.

De même que les races laitières perfectionnées ne sont pas nécessairement pour cela fromagères, de même les races laitières médiocres ne sont pas pour cela beurrières ; la race limousine, si mauvaise laitière, est cependant plus fromagère que beurrière : nouvelle raison pour rejeter l'ancienne division et en établir une nouvelle basée uniquement sur les caractères du lait. Ainsi donc, à côté des races *dites fromagères* parce qu'elles ne sauraient être beurrières (hollandaise, belge, grande suisse, flamande, etc.), nous admettrons des *races beurrières* (normande, jersiaise) et des *races mixtes*, c'est-à-dire des races dont le lait est propre aussi bien à la fabrication du fromage qu'à celle du beurre (lourdaise, salers, etc,) ; et nous rappellerons que la destination d'une vache laitière dépendant non seulement de la composition chimique de son lait, mais aussi des conditions économiques du pays qu'elle habite, une race peut être beurrière dans une région, fromagère dans une autre, et vice versa.

Parmi les races beurrières il faut accorder une place à part à la *race normande* qui, par sa masse, par la quantité et la qualité du lait qu'elle produit, par les résultats qu'elle donne en dehors de son pays d'origine (Brie, Beauce, Gâtinais, etc.), mérite bien d'être considérée comme la race beurrière par excellence. Quoique plus laitière, à poids égal, et plus crémière, la race jersiaise, qu'on lui oppose quelquefois, ne saurait lui être préférée : elle est en effet, de petite taille, et ne conserve toute sa valeur laitière et beurrière que dans son île, c'est-à-dire dans des conditions d'hygiène et d'alimentation tout à fait exceptionnelles.

Que le perfectionnement des races laitières se produise dans l'une ou l'autre des deux directions signalées plus haut, il entraîne inévitablement un certain affaiblissement organique : on connaît la fragilité de la race hollandaise, la plus étonnante certainement de toutes les races laitières ; nous venons de signaler l'altération de la jersiaise dans des pays moins fertiles que le sien; citons enfin le cas de la vache cotentine, la plus fragile, la plus exigeante, comme nourriture, de toutes les vaches de sa race.

D'après ces considérations on comprend que, dans la race normande, dont nous conseillons l'extension, la variété cotentine ne convienne qu'aux pays très fertiles, tandis que les autres variétés, moins laitières, mais plus rustiques, peuvent étendre leur aire géographique dans la plupart des régions moyennement riches du nord et du centre de la France.

En dehors des aptitudes beurrières tenant à l'espèce, à la race et à la variété, il en est qui dépendent de l'individu, et qui sont parfois extrêmement prononcées. Ces aptitudes beurrières individuelles ne sont pas toujours faciles à prévoir d'après l'examen extérieur des animaux. Parmi les signes dits beurriers, il en est deux cependant auxquels nous accordons une grande importance parce qu'ils traduisent extérieurement, l'un, l'état de la sécrétion sébacée dont l'analogie avec la sécrétion lactée est frappante, l'autre, la consistance et la couleur de la graisse sous-cutanée dont la composition chimique se rapproche beaucoup, d'après Lebedeff, de celle de la matière grasse du lait : toutes les fois qu'une vache présente, autour de la base des cornes, sur la mamelle et à l'extrémité de la queue, un enduit gras abondant, d'une odeur forte rappelant celle de l'animal, d'une couleur jaunâtre ; toutes les fois que, d'autre part, les poils de la queue, violemment arrachés, entraînent à l'extrémité de leur racine un petit peloton de graisse dense et légèrement jaune, elle doit être considérée comme produisant un lait agréable au goût, crémant vite et beaucoup, et donnant, en abondance, un beurre d'excellente qualité.

La couleur indienne de la robe, dont on a tant parlé, accompagne parfois les deux caractères précédents, mais elle manque souvent chez des vaches très beurrières.

Age beurrier. — Quand on compare le lait produit par une femelle domestique aux divers âges de la vie, on constate que, vers l'âge de trois, quatre et même cinq ans, ce liquide est riche en une matière grasse jaune, un peu huileuse, très aromatique qui s'isole rapidement et forme une crème donnant, après un barattage difficile, une petite quantité d'un beurre remarquablement fin ; vers l'âge de six, sept, huit, neuf ans, cette dernière substance est moins abondante, mais par contre un autre glycéride moins aromatique que le précédent, mais rendant la crème plus dure, plus facile à baratter et plus riche en beurre, devient prédominant ; enfin, vers l'âge de douze, treize, quatorze, quinze ans, les précédents corps gras font place peu à peu à un glycoride dont le point de fusion est plus élevé, dont la séparation est lente, incomplète, dont le goût est désagréable : la crème diminue ainsi et le beurre qu'on en retire, peu aromatique immédiatement après son extraction, prend rapidement un goût de suif. Par suite, les vaches jeunes conviennent à la fabrication d'une petite quantité de beurre exceptionnellement bon ; les vaches d'âge moyen sont favorables à la production, en plus grande quantité, d'un beurre qui, sans avoir la finesse du précédent, n'en est pas moins de très bonne qualité, et les vaches vieilles ne peuvent donner qu'une petite quantité d'un beurre médiocre ou inférieur.

C'est donc bien à tort que Vernois et Becquerel, se basant sur des recherches de chimie pure, ont déclaré que l'âge des vaches n'avait pas d'influence sur le beurre ; plus heureux que les savants, les praticiens ont toujours admis l'infériorité des vaches vieilles à ce point de vue ; ils reprochent surtout à ces animaux de donner un beurre *qui graisse*, c'est-à-dire qui se transforme rapidement en une matière grasse blanchâtre, d'odeur suifeuse, ayant quelque ressemblance avec la graisse ordi-naire.

Nous sommes entièrement de leur avis, et nous conseillons d'utiliser les vaches âgées surtout dans l'industrie fromagère. Comme nous affectons le plus possible les jeunes bêtes à la production du lait-aliment, ainsi que nous le verrons plus tard, ce sont les vaches d'âge moyen qui constitueront la majorité des femelles beurrières.

Si, au lieu de considérer la femelle laitière pendant toute sa vie, nous la suivons seulement pendant une période de lactation, nous observons une évolution du lait tout à fait comparable à la précédente. Tandis que le corps gras jaune et très aromatique représenté par les gros globules, diminue peu à peu du commencement à la fin de la lactation, le corps gras blanc et d'odeur suifeuse augmente ; quant au glycéride intermédiaire représenté surtout par des globules moyens, il augmente d'abord pour diminuer ensuite. En sorte que le jeune lait crème plus rapidement que le lait d'âge moyen ; celui-ci plus facilement et plus abondamment que le vieux lait ; et le beurre jaune, huileux, très sapide dès la fin de la période colostrale, présente moins de couleur, moins d'arome mais aussi plus de fermeté pendant la phase moyenne de la lactation, pour devenir dur, blanchâtre, peu sapide, quand l'activité de la mamelle touche à sa fin.

Par suite, nous pouvons appliquer au lait produit pendant une période de lactation, la même formule qu'au lait engendré aux différentes époques de la vie ; comme le lait des jeunes bêtes, le lait

jeune convient à la fabrication d'une petite quantité de beurre difficile à extraire, mais exceptionnellement bon ; comme le lait des bêtes adultes,
le lait d'âge moyen est favorable à la production.
en grande quantité, d'un beurre qui, sans avoir la
finesse du précédent, n'en est pas moins de très
bonne qualité ; comme le lait des bêtes vieilles, le
vieux lait ne peut donner qu'une petite quantité
d'un beurre médiocre ou inférieur : d'où la nécessité, pour les agriculteurs qui veulent l'utiliser
dans ce but « d'avoir toujours des vaches fraîches
vêlées » dont le lait, mélangé au précédent, l'améliore considérablement.

Ainsi que nous l'avons déjà vu, le vieux lait, si
médiocre beurrier, convient particulièrement à
l'industrie fromagère ; ainsi que nous le verrons
plus tard, le jeune lait doit être préféré dans
l'allaitement artificiel ; c'est donc le lait d'âge
moyen qui sera le plus spécialement destiné à
l'industrie beurrière.

L'activité de la mamelle ne varie pas seulement
suivant l'âge des animaux et l'époque de la mise
bas, mais encore suivant l'heure du jour. Bon
nombre d'auteurs ont constaté que le lait sécrété
pendant le jour est plus gras que celui qui est sécrété pendant la nuit, aussi bien chez la chèvre que
chez la vache. Récemment, M. Weildmann a
étudié les variations quotidiennes de l'activité de

la mamelle chez les vaches de la vallée d'Auge ; il a trouvé que, conformément à ce qui a été admis jusqu'ici, le lait du jour est plus crémeux, plus beurrier que celui de la nuit ; mais, contrairement à ce qu'ont prétendu certains auteurs, le lait de la traite de midi lui a paru toujours plus gras que celui de la traite du soir : l'activité beurrière de la mamelle atteindrait donc son maximum dans la matinée.

A l'exemple de la plupart des glandes, la mamelle agit sur le liquide sécrété lui-même et le modifie quantitativement et qualitativement : de sorte que la valeur beurrière d'un lait varie encore suivant son âge par rapport à l'instant où il a été sécrété.

Les observations que nous avons faites sur la vache et sur la chèvre semblent nous démontrer que l'activité de la glande mammaire, très faible lorsque cet organe est complètement vide, augmente peu à peu jusqu'à un certain degré de réplétion ; puis s'affaiblit de nouveau, pour devenir presque nulle lorsque la peau qui entoure la glande est fortement distendue. A priori, il semble que, pendant la phase ascendante de la sécrétion, une partie du liquide sécrété est réabsorbée et vient stimuler énergiquement les éléments glandulaires ; dans la phase descendante, cette réabsorption doit persister en se modifiant probablement, mais la formation de nouveau lait est rendue de plus en plus difficile par la tension croissante de la partie déjà sécrétée. En somme, l'activité de la mamelle est fonction de la quantité de lait qu'elle contient ; et cette fonction passe par un maximum correspondant à une certaine distension de cette glande.

Ceci explique les divergences qui règnent en ce moment parmi les praticiens relativement à l'influence du nombre des traites et de leur mode sur le rendement en lait de la vache et de la chèvre.

Dans les nombreuses expériences faites sur la vache, on voit que la multiplication des traites tantôt augmente, tantôt diminue la quantité totale du lait sécrété ; probablement, le maximum de la fonction dont nous venons de parler correspond à une pression plus faible dans le premier cas que dans le second : si la mamelle est très active, comme au début de la lactation, comme chez les femelles grandes laitières recevant des aliments très lactifères, elle demande peu au liquide sécrété, et la pression intra-mammaire est alors le principal frein de son énergie ; au contraire, si cette glande est peu active, comme à la fin de la lactation, comme chez les médiocres laitières recevant une nourriture peu lactogène, elle demande au liquide sécrété les éléments que le sang ne lui apporte pas en quantité suffisante et qui lui sont absolument indispensables.

Quoique nous n'ayons pas fait des déterminations rigoureuses sur la chèvre, nous pouvons affirmer, d'après un grand nombre d'observations, qu'elle obéit, autant que la vache, à la précédente loi. Combien de fois n'avons-nous pas vu des chevriers béarnais qui promènent dans Paris leurs robustes mais médiocres laitières, refuser de traire à fond leurs animaux, malgré les instancesde leurs clients. En laissant ainsi, à l'extrémité des trayons, quelques centimètres cubes de lait, ils veulent amorcer de nouveau la paresseuse glande dans laquelle le lait descend ou tombe, disent-ils, si difficilement et si péniblement. Combien de fois, au contraire, n'avons-nous pas rencontré des chevriers conduisant de grandes laitières, abondamment nourries, mépriser cette « graine du lait » dont les précédents tenaient grand compte, et soutenir que les traites à fond sont, chez la chèvre comme chez la vache, une des conditions les plus essentielles d'une longue lactation !

La loi que nous venons de formuler explique encore pourquoi les praticiens emploient, pour tarir les bêtes laitières, deux moyens complètement opposés en apparence : tantôt ils traient rarement, le plus rarement possible, de façon à habituer peu à peu la mamelle à puiser dans son produit les éléments de son activité ; tantôt, au contraire, ils traient fréquemment, à fond, de façon à supprimer cette alimentation extérieure. Dans le premier cas, les éléments glandulaires s'endorment en quelque sorte ; dans le second cas, ils s'épuisent rapidement par une extrême suractivité.

Nous avons connu de fins bergers qui combinaient heureusement ces deux procédés ; pendant quelques jours ils trayaient incomplètement, le plus rarement possible ; puis ils trayaient à fond et fréquemment, comme pour enlever rapidement à la glande l'assistance qu'ils lui avaient traîtreusement accordée auparavant : on devine facilement que cette tromperie permette de tarir bien vite une sécrétion qui marche déjà naturellement, spontanément, vers son repos.

Nous avons signalé plus haut les modifications chimiques, malheureusement si peu connues, que subit le lait dans la mamelle. Tandis que la caséine, le sucre et les sels ne varient pas sensiblement, la matière grasse subit une transformation profonde se traduisant finalement par la diminution des glycérides à gros globules jaunes et à globules moyens qui constituent la crème, et l'augmentation du glycéride à petits globules qui prédomine beaucoup dans le lait sur ; conséquemment le lait est d'autant moins beurrier, et le beurre qu'il donne est d'autant moins aromatique et sapide, qu'il a séjourné plus longtemps dans son

réservoir naturel. Tous les praticiens, particulièrement les marchands de vaches, connaissent
ce fait. On a la mauvaise habitude, en effet, de
laisser accumuler dans le pis des vaches destinées
à la vente autant de lait que la peau de cet organe
peut en contenir ; et le lait fourni par la première
traite de ces bêtes ainsi empissées, suivant l'expression consacrée, est deux, trois, quatre fois
moins crémeux que celui que donne la deuxième
traite, pratiquée huit, dix à douze heures après la
précédente : le contraste de ces deux laits est tel
qu'il serait bien difficile de trouver un markaire
ne l'ayant pas observé.

Les modifications à la fois quantitatives et qualitatives que subit le lait dans la mamelle nous
permettent d'interpréter certains faits que l'observation pratique a depuis longtemps établis. La
lactation est habituellement · courte chez les
femelles qui nourrissent leurs petits et sont en
contact permanent avec eux : même au début de
cette période, la quantité de lait sécrété journellement est beaucoup moindre que chez les femelles
régulièrement traites ; d'autre part le rendement
quotidien est faible et la lactation brève chez les
bêtes que les besoins de l'allaitement artificiel
obligent à traire trop souvent. Dans ce dernier
cas comme dans celui où la femelle laitière élève
ses petits, la sécrétion lactée est très épuisante ;

chez les bêtes jeunes, chez celles qui sont imparfaitement nourries, chez celles qui produisent naturellement un lait très riche, comme la brebis, elle conduit rapidement à la cachexie : les traites incomplètes et rares deviennent alors la condition première du rétablissement de ces animaux.

Que de fois n'avons-nous pas observé le fait suivant, dont il faudra se souvenir lors de l'étude du lait-aliment : une vache médiocre laitière allaite son veau ; et quoique la quantité de lait sécrétée journellement soit faible, elle s'épuise et maigrit, tandis que le veau devient rapidement gros et gras.

Nous terminerons cette étude générale par quelques considérations sur l'état physique du lait contenu dans son réservoir naturel ; nous avons déjà vu ce qui intéressait la fabrication du fromage ; voyons ce qui concerne celle du beurre.

Tous les partisans, et ils sont nombreux, de la préexistance dans le lait des glycérides constituant plus tard la crème, ont admis que l'isolement et l'ascension de ces corps gras se produisent aussi bien dans la mammelle qu'*in vitro* ; ils appuient leur hypothèse sur les variations chimiques du lait fourni par la même traite : la proportion de crème, très faible au début, grandit sans cesse jusqu'à l'épuisement complet, si bien qu'elle constitue le tiers et même la moitié du dernier lait trait. Nous pouvons ajouter, d'après nos déterminations, que les gros globules jaunes dont nous avons déjà parlé plusieurs fois, manquent au début, sont peu abondants au milieu, et prédominent à la fin de la mulsion.

Ce que nous ne pouvons accepter, c'est que ces différences dans les diverses portions d'une même traite, proviennent surtout de l'ascension spontanée de la crème. D'abord, les vaches sont couchées presque toujours le matin, et souvent le soir, à l'heure de la mulsion; et les markaires prennent bien soin de ne les faire lever qu'au moment de les traire; il est bien difficile de supposer que la crème ait le temps de se séparer du reste du lait et de monter, avant son expulsion de la mamelle. En outre, et cette raison seule serait suffisante pour réfuter l'hypothèse précitée, le premier lait trait est très clair, très aqueux et très maigre chez toutes les espèces, quelles que soient la situation et la forme de la mamelle. Tout le monde sait que la plupart des nourrices bien douées au point de vue de la sécrétion lactée, rejettent comme insuffisamment nutritive, une portion du lait contenu dans leurs seins, le matin. Or, parmi elles, il en est qui se reposent et dorment dans le décubitus dorsal; dès lors, si la crème, dont la séparation et l'ascension sont si faciles, si rapides, si complètes dans le lait de femme, s'isolait et s'élevait spontanément dans la mamelle,

elle constituerait presque exclusivement la portion du lait ainsi expulsée de cet organe, et la pratique dont il s'agit serait désastreuse pour les nourrissons.

Faisons observer, enfin, que la richesse des dernières portions de la traite n'est pas due uniquement à la disposition physique du lait dans la mamelle ; elle dépend aussi de ce que cette glande fonctionne très activement pendant la mulsion, et que le lait produit alors ne séjourne pas assez longtemps dans son réservoir naturel pour y subir l'appauvrissement signalé plus haut.

D'après le professeur Cornevin, le pis d'une très bonne vache laitière ne peut contenir que 3 litres de lait ; par suite, lorsque la quantité de liquide trait en une fois dépasse ce chiffre, il suffit de retrancher 3 litres de la traite totale pour avoir le lait sécrété pendant la mulsion. S'il en était ainsi, il ne serait pas rare de trouver des vaches laitières produisant 5 à 7 litres de lait pendant les quelques instants que dure la traite, ce qui, à priori, est inadmissible. Du reste tous les markaires jugent, à peu de chose près, par la palpation des mamelles, de la quantité de lait que produira une vache ou une chèvre en une seule traite ; ce qui démontre que cette quantité dépend beaucoup plus de la partie déjà formée que de celle qui sera sécrétée pendant la mulsion.

Puisque la glande mammaire retient facilement, dans son système excréteur, les gros globules, si abondants dans les laits jeunes, et qu'elle expulse au contraire rapidement les petits globules, si nombreux dans les vieux laits ; puisque, d'autre part, cette glande sécrète d'autant plus pendant la mulsion qu'elle est entrée plus récemment en activité, on s'explique naturellement ce fait observé par certains bergers, et dont nous garantissons la généralité, c'est que, chez une même femelle laitière, la quantité de lait retenue dans la glande est d'autant plus grande, par rapport à la quantité qui descend dans la peau de la mamelle, que l'on se rapproche davantage de la mise bas. C'est pourquoi, pendant le premier tiers et même la première moitié de la lactation, la quantité de lait provenant d'une seule traite est beaucoup plus grande que ne le ferait supposer le volume de la mamelle ; tandis que, vers la fin de la lactation, un phénomène inverse se produit. Nous avons fréquemment remarqué que le pis est plus chaud dans le premier cas que dans le second : le lait contenu dans la peau de la mamelle se refroidit, en effet, très vite, alors que le lait contenu dans la glande conserve la température élevée propre à cet organe pendant sa période d'activité.

En résumé, pour nous, la disposition physique du lait dans la mamelle tient à deux causes principales ; premièrement, la pesanteur, dont on a fait, bien à tort, l'unique cause de ce phénomène ; secondement, l'adhésion des gros globules aux parois de l'appareil sécréteur et excréteur. Cette force adhésive est proportionnelle au volume et à la vitalité des globules ; elle est moins une force physique qu'une force vitale, la nutrition des éléments en suspension dans le lait étant d'autant plus incomplète que ces éléments sont plus éloignés d'une paroi vivante.

Par suite, la richesse du lait de la fin de la traite dépend, et des deux causes précédentes, et de la suractivité de la glande mammaire pendant la mulsion.

Des saillies. — Ce que nous avons déjà dit sur l'évolution du lait pendant une période d'activité de la glande mammaire, permet de prévoir tous les avantages des fécondations rapprochées, chez les femelles beurrières. Quoiqu'il soit difficile de fixer la durée de la lactation sans tenir compte de tout ce qui, en dehors de la fabrication du beurre, peut la faire varier (élevage, engraissement des veaux, etc.), on peut néanmoins admettre que les vaches beurrières doivent être fécondées tous les ans, au plus tôt, tous les quinze mois au plus tard, et cela suivant les races, l'alimentation, le climat, etc. Dans ces conditions, la durée d'une période de lactation est d'environ huit mois dans le premier cas (trois mois depuis la mise bas jusqu'à la grossesse, cinq mois pendant la grossesse), et de onze mois dans le second (six mois depuis la mise bas jusqu'à la fécondation, cinq mois pendant la gravidité).

En Normandie, on a l'habitude de conduire les vaches au taureau un mois, un mois et demi, deux mois après le part; celles qui ne sont pas fécondées produisent, au printemps suivant, une quantité de lait moindre que leurs compagnes récemment délivrées; mais il paraît que ce lait est très gras, très épais, très crémeux, très beurrier, et le beurre qu'on en extrait, s'il n'a pas la couleur, l'arome, le goût spécial, la finesse de celui que fournissent les laits jeunes, est plus ferme, plus gras, plus facile à conserver : pour toutes ces raisons, il lui serait préféré par le commerce.

Faisons observer que ce lait beurrier dépend surtout de la végétation printannière, si vigoureuse et si abondante dans les prairies normandes, et qu'il est transitoire comme elle.

A quelle époque convient-il de faire saillir, pour la première fois, les femelles destinées à la production du lait beurrier? A un point de vue plus général, cette question a donné et donne encore lieu à de nombreuses controverses. M. Samson soutient que les vaches laitières doivent être fécondées jeunes, ainsi que cela se pratique dans la race hollandaise ; d'autres, non moins autorisés, défendent l'opinion contraire. Qu'il nous soit permis, au nom des observations nombreuses que nous avons faites sur la brebis, la chèvre et la vache, de formuler une opinion nette sur ce sujet. La fécondation hâtive favorise le rendement en lait, non seulement en augmentant la quantité produite journellement, mais encore et surtout en étendant, en dehors de ses limites naturelles, la période de lactation ; elle nuit toujours, dans une certaine mesure, au développement général de la femelle ; elle nuit particulièrement au développement des organes (membres, poitrine, avant-main, etc.) qui ne sont pas directement en rapport avec la vie maternelle : par suite elle est favorable à la spécialisation des races en vue de la production du lait ; elle affaiblit l'organisme et abrège la vie ; la fécondation tardive présente, naturellement, les avantages et les inconvénients opposés.

En ce qui concerne la production du lait beurrier, la fécondation précoce paraît particulièrement avantageuse. Nous ne croyons pas cependant qu'on doive sacrifier, pour ainsi dire, l'animal à sa fonction, en faisant saillir des génisses qui ont acquis à peine la moitié de leur taille, comme on le fait trop souvent dans les pays à beurre : à notre avis, une génisse qui s'est développée normalement doit être fécondée vers l'âge de deux ans.

Des traites. — D'après ce que nous avons dit relativement à l'influence du nombre des traites sur la quantité de lait et sur sa composition chimique, on devine que la fréquence des traites est généralement avantageuse dans la production du lait beurrier.

Chez les bonnes vaches laitières on pratiquera la mulsion trois fois par jour dans les deux ou trois mois qui suivront la fin de la période colostrale, deux fois pendant les trois ou quatre mois suivants ; une fois vers la fin de la lactation.

Les traites à fond s'imposent ici, non pas seulement à cause des accidents que peuvent amener, chez la vache, les traites incomplètes, mais encore à cause de la richesse de la dernière portion de la traite dont nous avons déjà signalé les principales causes.

Examinons maintenant brièvement les avantages et les inconvénients de la stabulation permanente dans la production du lait beurrier.

Pour montrer l'influence des pâturages éloignés sur l'activité de la glande mammaire, on a dit très justement : le lait se perd en route ; on aurait pu ajouter que ce qui se perd surtout, dans le lait, c'est la graisse. — Conséquemment, si nous tenions compte ici seulement de la quantité de lait et du rendement en fromage, comme dans le chapitre précédent, ou même de la quantité de beurre, la stabulation permanente n'aurait pour ainsi dire que des avantages ; mais nous devons accorder une grande importance à l'odeur, au goût de ce dernier produit. Reconnaissons, dès lors, qu'à ce point de vue, le régime du pâturage est supérieur au régime de la stabulation, non seulement à cause du mouvement presque continuel à l'air libre qu'il suppose, mais encore et surtout parce qu'il permet aux animaux d'assimiler et d'éliminer par la mamelle certaines essences dont la destruction, dans les plantes cueillies, est extrêmement rapide.

Quoiqu'il soit possible parfois d'atténuer un peu les inconvénients qui résultent, dans ce cas, de la distribution de la nourriture à l'étable, en ne cueillant les plantes qu'à l'instant même où on peut les donner aux animaux, le pâturage n'en restera pas moins, longtemps encore, le régime des femelles laitières dans un grand nombre de pays à beurre, dans la Normandie et la Bretagne notamment.

Dans les régions à grande culture, où l'on adoptera fatalement et de plus en plus le régime de la stabulation permanente, on cherchera à obtenir les avantages du régime opposé : premièrement, en ayant des bêtes élevées au pâturage dans des pays à beurre, principalement des vaches normandes ; secondement, en les renouvelant assez souvent ;

troisièmement, en cultivant les plantes beurrières que nous indiquerons plus tard de façon qu'elles arrivent à maturité les unes après les autres et à des époques déterminées ; en laissant les animaux libres, dans des parcs assez spacieux pendant la belle saison, dans des étables bien aérées et proprement tenues, pendant les grands froids de l'hiver.

Les pansages complets, c'est-à-dire à l'étrille, d'abord, à la brosse, ensuite, et finalement à l'époussette, ont ici un double résultat : ils agissent à la fois, en effet, sur l'état général des bêtes et sur le lait qu'elles produisent. Les paysans de la Prusse rhénane ont le sens du goût assez développé, prétend-on, pour distinguer le lait d'une vache pansée régulièrement de celle qui ne l'est pas. Sans aller aussi loin, on peut supposer que la peau, proprement tenue, favorise l'élimination de certains produits de dénutrition qui, sans cela, s'éliminent partiellement par la mamelle, et communiquent au lait une odeur et une saveur désagréables.

Les pansages réguliers seront utiles surtout pendant l'hiver lorsque les animaux vivront à l'étable ; il en sera de même, à ce moment, de l'entretien des litières.

A ce propos, tout le monde est d'accord sur l'influence directe, qu'on pourrait appeler influence de contact, des litières sales : on sait qu'elles communiquent au lait un mauvais goût, soit par le purin et les parcelles de fumier qui s'introduisent dans les trayons et que le lavage extérieur de ces organes ne saurait enlever ; soit par le contact prolongé du fumier avec la peau de la mamelle ; mais on tient peu compte habituellement de l'action indirecte, médiate, des litières sales, c'est-à-dire de l'influence qu'elles exercent par leurs émanations. Nous croyons cependant qu'elle ne le cède en rien à la précédente. Pour éviter la première cause d'infection du lait, il suffit de tenir la litière propre ; pour supprimer la deuxième, il faut encore ne pas laisser le fumier séjourner dans les étables, soit au-dessous des bêtes, soit à côté, comme on le fait trop souvent dans les campagnes.

Outre son action délétère sur l'organisme et sur le lait, le fumier qu'on laisse accumuler sous la litière ramollit et déforme le pied des bêtes, de façon à rendre la locomotion et finalement la station debout, difficiles et pénibles.

En somme, un sol dur et régulier, recouvert de paille bien sèche et bien propre, constitue la meilleure des couches pour les animaux domestiques. Pour entretenir convenablement ce lit, il sera nécessaire : premièrement, d'enlever les excréments solides de temps à autre ; secondement, de secouer et de retourner la paille une fois par jour, de préférence le matin, pendant que les animaux feront au dehors une courte promenade ; troisièmement, de laver le sol de l'étable tous les trois ou quatre jours.

Alimentation. — La supériorité des aliments verts sur les aliments secs, dans la production du lait-beurrier, est consacrée universellement par l'observation pratique : tous les agriculteurs sont d'accord pour admettre que les premiers donnent un beurre jaune de bonne consistance, très aromatique et très sapide, tandis que les seconds produisent un beurre blanchâtre, dur, peu aromatique et peu sapide. Les altérations subies, à la longue, par ces deux sortes de beurre, ne sont pas tout à fait les mêmes : celui du régime du vert tend surtout à devenir acide ; celui du régime du sec se transforme plus facilement en un corps gras ayant la consistance, l'aspect et l'odeur du suif.

La différence d'action d'un même aliment, considéré à l'état vert et à l'état sec, n'est pas aussi facile à interpréter qu'on le croit généralement ; il semble cependant que la richesse en matière albuminoïde digestible dont on a beaucoup exagéré l'importance ; la prédominance de l'oléine sur les autres corps gras dont on n'a pas tenu suffisamment compte ; la jeunesse relative des tissus dont personne, croyons-nous, n'a parlé jusqu'ici ; la présence d'huiles essentielles très assimilables, sont les principales raisons de la supériorité des plantes vertes dans l'alimentation des femelles beurrières.

Quoique l'ajonc d'Europe et l'ajonc nain soient considérés, l'un en Bretagne, l'autre dans le centre de la France, comme des plantes très beurrières ; quoique le genêt d'Espagne et le genêt à balai jouissent, dans l'Est, d'une pareille réputation ; quoique, pour les paysans normands, italiens, etc., la présence du trèfle blanc soit la principale caractéristique des prairies à graisse et à lait, si bien que tout pâturage qui ne présente pas cette plante est retourné, et que les chaumes où elle vient spontanément sont transformés en pâturages ; quoique la luzerne lupuline, une autre plante rampante, possède les qualités beurrières que nous avons constatées chez la plupart des végétaux présentant le même processus, ce qui la fait cultiver sur chaume en Normandie et dans d'autres régions ; quoique le sainfoin constitue la principale plante beurrière des terres légères, maigres et sèches, et soit cultivé comme tel dans le Gâtinais, on a considéré la famille des légumineuses comme essentiellement fromagère ; et on l'a opposée à la famille des graminées qui renferme pourtant des herbes très fromagères, telles que l'orge des murs, le ray-grass, etc.

Séduits par le nombre des plantes à beurre appartenant à cette dernière famille, les auteurs ont même oublié que d'autres familles végétales apportent aussi leur tribut à l'industrie beurrière ;

cependant les crucifères fournissent la moutarde
blanche que l'on appelle dans certains pays herbe
à beurre, avec quelque exagération peut-être,
et dont le principal défaut, d'après Mathieu de
Dombasle, serait d'irriter à la longue le tube digestif; les caryophylées donnent la spergule ou spar-
goute que les Belges considèrent comme la meilleure plante à lait et la meilleure plante à beurre;
les composées apportent leurs cirses, leurs chardons, leurs laiterons, plantes grandes et robustes
qui ont beaucoup de chair et de suc, même en
terre légère, la chicorée et le pissenlit que les
Arabes qualifient d'herbes à lait; les convolvula-
cées fournissent la petite vrille qui, avec les composées précédentes et les autres plantes des chaumes, constitue l'incomparable fourrage vert que
les pauvres, les chercheurs d'herbe, distribuent à
leurs bêtes; les chénopodées donnent le faux liseron
moins apprécié que la petite vrille, mais néanmoins
assez lactifère; les mûracées apportent le mûrier
dont les feuilles auraient une influence galactogoque et beurrière énorme d'après les paysans de l'Ardèche et des départements voisins; les oléacées,
avec le frène, très considéré en Auvergne; les
labiées avec le serpolet que les Pyrénéens rangent
dans la catégorie des herbes fines broutées par les
vaches de ce pays, méritent encore de prendre rang
dans cette liste sommaire des familles beurrières.

Il faut bien reconnaître, du reste, que la supériorité de l'herbe et du foin de pré que nous proclamons ici bien haut, ne tient pas uniquement à ce qu'ils sont composés surtout de graminées; il dépend aussi de la variété des plantes qui les constituent, et dont les vertus s'ajoutent en quelque sorte. Séparez ces diverses graminées, cultivez-les artificiellement en prairies monophytes, et vous obtiendrez des fourrages comparables à ceux que fournissent certaines légumineuses ou certaines composées. Ce qui constitue le grand avantage des bonnes prairies naturelles, c'est qu'elles réalisent spontanément une association de plantes aromatiques, agréables au goût, très nutritives, que l'homme ne pourra jamais obtenir en combinant, de toutes les façons, les plantes qu'il a cultivées isolément jusqu'à ce jour.

D'après ce que nous avons établi dans la première partie de ce travail, on comprend que nous distinguions l'herbe et le foin du printemps de l'herbe et du foin d'automne, qu'on désigne habituellement sous le nom de regains.

L'herbe du printemps est plus lactifère que celle d'automne; elle donne un lait moins gras mais crémant plus facilement et plus vite, en raison probablement de la plus forte proportion d'oléine; son beurre est moins abondant, moins facile à conserver, mais aussi plus fin, plus aromatique; en sorte que si l'on se place au point de vue de la finesse du produit seulement, la première herbe est supérieure à la dernière ; et si l'on envisage au contraire sa valeur alimentaire, sa valeur commerciale, c'est l'inverse qui a lieu : les agriculteurs se plaçant habituellement à ce point de vue, il n'est pas étonnant qu'ils considèrent la végétation automnale comme la vraie végétation beurrière.

Les différences qui séparent le foin de première et celui de seconde coupe (on n'en fait habituellement que deux) sont bien autrement grandes ; le premier est incomparablement moins galactogoque que le second ; le lait qu'il produit est plus blanc, moins crémeux et le beurre qu'on en extrait est plus blanc, moins aromatique, de conservation plus difficile ; ainsi, au point de vue du lait et du beurre, il n'y a pas d'hésitation possible entre les foins de première et de deuxième coupe : les seconds sont toujours très supérieurs aux premiers.

D'où vient cette supériorité ? L'affaiblissement progressif des radiations lumineuses et calorifiques ; une modification probable des radiations chimiques ; un changement plus probable encore dans la constitution de la flore, tout au moins dans la proportion des diverses plantes, y sont sans doute pour une part ; mais l'âge du fourrage au moment de la cueillette, dont on tient généralement peu de compte, nous paraît la cause principale de cette supériorité. Tandis que les premiers foins sont habituellement fauchés après leur maturité, les regains sont coupés avant la floraison que, du reste, l'abaissement de la température leur permettrait difficilement d'atteindre. Le jour où les premières coupes destinées à l'alimentation des femelles laitières seront faites à temps, ainsi que nous l'avons déjà indiqué, les différences actuellement si grandes entre les foins et les regains secs s'atténueront, sans jamais devenir cependant négligeables.

Faisons observer que si les bons foins sont rares, les bons regains le sont encore davantage ; et que, si les mauvais foins sont dangereux pour la santé des bêtes et le produit qu'elles donnent, les mauvais regains le sont incomparablement plus.

Parmi les plantes beurrières citons :

1° Les *plantes des landes (bruyères et genêts)* qui fournissent un beurre supérieur : en Normandie il existe une petite bruyère que les vaches mangent bien quand elle est jeune, et qui donne à leur lait et au beurre qu'on en retire des qualités tout à fait exceptionnelles.

2° L'*herbe et le foin* de pré en général : il est curieux de constater que certaines prairies littorales qui, dans les années pluvieuses, ne produisent que des joncs, donnent, dans les années sèches, un foin remarquablement beurrier ; comme si un certain degré d'acidité était ici, ainsi que dans les landes, une condition favorable à la production de végétaux possédant au plus haut degré cette propriété.

D'après nos recherches, l'*herbe et surtout le foin de trane (agrostis alba)* seraient supérieurs à l'herbe et au foin ordinaire : le beurre qu'ils donnent est d'une belle couleur jaune et très savoureux.

3° Dans les pays privés de prairies naturelles, la culture du *sainfoin*, comme plante beurrière, prend une grande importance : cette légumineuse « vient gaillardement » en terres légères, maigres et peu profondes ; elle est très appétée des animaux, même à l'état sec, et produit un lait assez riche en crème.

4° Après l'esparcette nous placerons le *maïs-fourrage* qui rend, à certaines époques de l'année, de véritables services. Nous conseillons de le faire consommer à l'état vert ; cependant, il nous a été dit que dans quelques régions de la chaîne pyrénéenne (Cerdagne), le maïs ensilé est très beurrier.

5° La *luzerne lupuline* ou *minette* jouit, en Normandie, d'une réputation quelque peu exagérée ; malgré son incontestable influence lactifère et beurrière, elle n'aura jamais qu'un intérêt local.

6° Nous ne connaissons l'action de la *spergule*

que d'après ce qu'on en dit dans les livres ; mais, si cette plante est aussi beurrière que le prétendent les agriculteurs belges, sa culture s'impose dans les régions fertiles dépourvues de prairies naturelles. Nous en dirons autant de la *moutarde blanche*.

7° Il est possible que la *chicorée* et le *pissenlit* soient, dans les pays chauds, les principales plantes à beurre ; mais dans les pays tempérés et froids, leur emploi ne saurait être que local et très passager.

Parmi les *racines beurrières*, les plus importantes sont, incontestablement, le *panais* et la *carotte* dont nous avons déjà parlé à diverses reprises.

Parmi les *aliments concentrés*, il faut accorder une place à part aux *germes* et à la *farine de maïs* ; l'*orge* cuit sera substitué de temps en temps au maïs, ne serait-ce que pour éviter les accidents que ce dernier aliment produit, à la longue, chez les ruminants.

Si l'on en croyait les savants qui jugent de la valeur d'un aliment par la quantité de matière azotée qu'il contient, les tourteaux seraient des aliments concentrés de premier ordre ; mais l'observation pratique a depuis longtemps établi qu'à haute dose ils affaiblissent les animaux, tout en leur donnant, pour un individu peu expert sur ce point, les apparences de la santé. Pour ce qui concerne la production du beurre, tous les agriculteurs reconnaissent que, s'ils augmentent le rendement en lait, ils produisent une crème molle, difficilement barattable, donnant finalement un beurre mou, presque huileux, d'un goût désagréable le plus souvent. Lorsque ces aliments sont administrés en trop grande quantité, ils empêchent même complètement l'extraction du beurre, ainsi que nous l'avons déjà signalé.

A l'occasion d'une ration modèle qu'on a conseillée, cette année, aux agriculteurs de France pour la nourriture de leurs vaches laitières, M. Humot, de Flers, a fait une série de recherches dans lesquelles il a vu que l'introduction des tourteaux de lin ou de colza, à la dose de 1 kilogramme, dans la ration de vaches qui recevaient précédemment du foin, des carottes, de la farine de maïs et de la betterave, fait passer immédiatement le beurre de la première qualité à une des dernières ; d'après le même auteur, les tourteaux de coton et de coprah n'auraient pas les mêmes inconvénients, et mériteraient d'être substitués aux précédents. Ce qui nous paraît plus exact, c'est que ces derniers tourteaux, s'ils ne donnent pas un mauvais goût au beurre, n'en ont pas moins les défauts communs à tous les tourteaux, et qu'ils ne doivent être employés, comme les autres, que rarement, transitoirement et à faible dose.

Dans tout ce qui précède, nous n'avons pas parlé de l'emploi de la paille dans l'alimentation des femelles beurrières ; c'est que nous la considérons moins comme un aliment particulier, que comme la partie commune à toutes les rations. Qu'une vache soit affectée à la production du lait-fermenté, du lait-fromager ou du lait-beurrier ; qu'elle aille au pâturage ou qu'elle vive en stabulation ; que, dans ce dernier cas, elle reçoive du vert ou du sec, peu importe, la paille constituera pour ainsi dire le substratum du bol alimentaire. Nous avons déjà vu, dans la première partie de ce travail, les raisons chimiques et physiologiques qui font de la paille l'aliment-lest par excellence ; ajoutons, qu'en raison de son extrême dessiccation, elle contre-balancera heureusement l'influence des aliments verts, le plus souvent trop aqueux ; d'un autre côté, par son action sur le tube digestif signalée plus haut, elle corrigera dans une certaine mesure l'augmentation de volume, la pesanteur, l'avalement du ventre, chez les bêtes nourries de foins naturels ou artificiels, dans le cas du régime du sec.

On a reproché à la paille d'avoine et à celle de blé, les seules qui nous intéressent ici, d'être peu lactifères ; on a même prétendu qu'elles étaient antilaiteuses. Nous croyons qu'il en est ainsi chez les animaux insuffisamment nourris ; chez les autres, l'influence antilaiteuse des pailles est contre-balancée par l'action lactogène des aliments cons-tituant la partie essentielle de la ration ; et il ne reste plus alors, des pailles, que l'action bienfai-sante : l'action générale dont nous avons déjà parlé ; l'action spéciale sur le lait, incontestable selon nous : la paille de blé tout au moins donne du gras et de la couleur à ce liquide, ainsi qu'au beurre qu'on en extrait.

On a reproché à la paille d'avoine de commu-niquer au lait et au beurre une certaine amer-tume ; c'est là une raison nouvelle de lui préférer la paille de blé dans l'alimentation des femelles beurrières.

Quant aux *balles* de blé et aux balles d'avoine, elles auraient à peu près la même influence, d'après les théoriciens qui s'appuient sur des analyses chimiques fatalement très insuffisantes ; elles présenteraient des différences énormes, d'après les praticiens qui en jugent bien plus sainement d'après les effets physiologiques. Ils savent, par expérience, que les balles d'avoine, introduites dans le tube digestif, adhèrent bientôt fortement les unes aux autres, et constituent des masses compactes et dures dont les animaux se débar-rassent difficilement ; aussi les rejettent-ils habi-tuellement de l'alimentation du bétail, et lorsqu'ils les acceptent, ce n'est jamais qu'en petite quantité.

Au contraire, les *balles de blé* sont considérées comme supérieures à la paille correspondante. On les mélange toujours à d'autres aliments, habituellement à des racines finement coupées, dans le double but d'exciter les animaux à les manger, et d'enlever à ces racines l'excès d'eau de constitution qu'elles renferment.

Nous terminerons ce chapitre par quelques considérations sur les résidus industriels en général, et particulièrement sur ceux qui peuvent être utilisés dans l'alimentation des femelles beurrières.

Les principaux résidus industriels employés jusqu'ici dans la nourriture du bétail sont : les pulpes, les drèches, les vinasses, les tourteaux, le son, etc.

On désigne sous le nom de *pulpe* le résidu solide obtenu par l'épuisement, à froid, de la pomme de terre et de la betterave ; il faut réserver le nom de *drèche* au résidu que laissent les matières amylacées, particulièrement les grains, après saccharification par le malt ; enfin l'expression *vinasse* signifie : produit de distillation après fermentation.

Les *résidus de sucrerie*, les plus importants de tous, sont uniquement constitués par des pulpes dont la valeur nutritive varie suivant qu'elles sont obtenues par les presses continues ou par diffusion. Les *pulpes fournies par les presses continues,* malheureusement très rares, sont relativement pauvres en eau et riches en sucre : ce sont certainement les meilleures de toutes les pulpes de betterave. Les pulpes de diffusion proviennent des cossettes ; aussi sont-elles aqueuses et peu sucrées.

Les *résidus de distillerie de betteraves* sont également constitués par des *pulpes*, les unes dites de *macération*, très aqueuses et plus ou moins acides ; les autres obtenues par les *presses continues* : ce sont les meilleures pulpes de distillerie ; les autres par *diffusion*, naturellement très aqueuses : d'abord très rares, ces dernières pulpes deviennent de plus en plus fréquentes à mesure des progrès de la distillerie.

Les *résidus de féculerie* ou *pulpes de pommes de terre* subissent facilement la fermentation acide ; aussi faut-il, ou les dessécher, ou les employer immédiatement après leur production.

Conservées en silos, ces pulpes deviennent dangereuses, comme aliments des vaches laitières, par la formation d'un alcaloïde vénéneux s'éliminant par le lait, et déterminant, chez le veau, de la diarrhée ; chez l'enfant, des coliques, de la diarrhée et finalement une éruption eczémateuse.

Les résidus de *distillerie des matières amylacées* comprennent des drêches (rarement) et des vinasses (habituellement) ; ceux que fournit la

pomme de terre doivent être employés immédiatement, avant concentration, ou après concentration,
ce qui est préférable ; ceux qui proviennent des
grains (maïs et seigle) sont supérieurs de beaucoup aux précédents : la drèche de maïs est plus
nutritive que celle de seigle ; enfin les drèches
résultant de la saccharification par les acides sont
inutilisables directement ; il est absolument nécessaire de les laver et de les saturer avant de les
distribuer aux animaux.

Contrairement aux pulpes de sucrerie et de
distillerie, les drèches et vinasses de distillerie,
obtenues par le malt, doivent être distribuées
chaudes si on ne les a préalablament desséchées.

C'est au *résidu de la brasserie* que s'appliquait
primitivement le mot drèche. Très employée par
les nourrisseurs des villes à cause de sa vertu
lactogène et engraissante, la drèche de brasserie
produit malheureusement un lait acidifiable, dont
la crème molle, huileuse et d'une ascension
lente, se transforme difficilement en beurre par le
barattage. Conservée en silo, elle fermente vite et
devient nuisible, tant aux bêtes qu'au lait qu'elles
produisent ; transformée en maltine par le procédé que nous indiquons ci-après, elle se conserve pour ainsi dire indéfiniment.

Parmi les résidus industriels que nous venons
de citer, les pulpes de betterave et les vinasses

de distillerie de grains qu'on appelle impropre-
ment drèches, sont les seuls dont nous conseillons
l'usage dans l'alimentation des femelles laitières.

Employées fraîches et mélangées à la même
paille, les pulpes de betteraves, particulièrement
les pulpes des presses continues auxquelles nous
donnons la préférence, sont très lactogènes et
communiquent au beurre une certaine fermeté :
pour cette dernière raison, les fermières picardes
en distribuent à leurs bêtes au printemps, lorsque
l'herbe jeune, tendre et aqueuse, produit un
beurre jaune et aromatique, mais très mou.

Nous rejetons les vieilles pulpes ensilées lors
même que, pour affaiblir leur pouvoir pathogène,
on y aurait ajouté, suivant les conseils de M. Ar-
loing, $2^{gr},5$ de sel marin par kilogramme.

Quant aux vinasses, les plus beurrières sont
incontestablement celles de maïs. On doit les utiliser le plus possible au sortir de la colonne à
distiller, alors qu'elles n'ont encore subi aucune
altération ; dans tous les cas, il faut les administrer
chaudes.

Contrairement aux pulpes, les vinasses sont
assez faciles à conserver.

En France, M. Sorel conseille de les concentrer
sans filtration préalable, et de les mélanger
ensuite à de la menue paille d'avoine : le tout se
conserve bien par l'ensilage.

En Allemagne, les vinasses de grains et même les drèches de brasserie sont transformées en maltine par un procédé long et coûteux. On filtre d'abord ; le filtrat, concentré dans le vide, fournit un résidu que l'on ajoute à celui qui est resté sur le filtre. On fait ensuite passer le résidu total dans de grands cylindres creux chauffés à la vapeur : la plus grande partie de l'eau qu'il contient est ainsi évaporée ; le dessèchement s'achève enfin dans un courant d'air.

La maltine a, pour elle, la facilité de conservation et la valeur nutritive ; mais elle a, contre elle, le prix de revient, toujours élevé.

D'après ce que nous avons dit plus haut sur les *tourteaux* , on devine que nous restreignons singulièrement leur emploi dans la production du beurre : on en donnera une petite quantité (0^{k},500 environ) dans les moments de disette, pour entretenir les animaux en bon état et empêcher, pendant l'hiver surtout « l'adhérence du cuir », tout autant que pour augmenter la crème du lait et lui donner de la couleur. Tenant compte à la fois du prix et la valeur nutritive de ces résidus, nous accordons nos préférences au tourteau de coton décortiqué d'Amérique.

Quant au *son* de blé, il doit être aussi utilisé plus modérément quoique son action galactogogue soit considérable : nous l'accusons, en effet, non seulement de favoriser l'acidification spontanée du lait, mais encore de rendre la crème molle, filante, difficile à baratter lorsqu'il est administré en assez grande quantité, 15 à 20 litres par jour, par exemple.

Ajoutons que le son provenant des moulins à cylindres ne contient qu'une très petite quantité de farine ; c'est presque de la menue paille, disent avec quelque exagération les paysans.

Beaucoup moins lactogène que le son de blé, le son de maïs est, par contre, incomparablement plus beurrier ; si l'on en croit le docteur Moreau, il céderait le pas, néanmoins, aux germes de maïs qui produisent un lait aussi pauvre en caséine que riche en matière grasse.

4°. — *HYGIÈNE DES FEMELLES LAITIÈRES DANS LA PRODUCTION DU LAIT-ALIMENT*

Nous sommes arrivé au point le plus difficile et le plus important de notre travail. Jusqu'ici nous nous sommes basé sur les observations des praticiens qui, toutes, consentaient à une systématisation facile à établir; nous avons pu ainsi déterminer, sans trop de difficultés, l'hygiène des femelles laitières dans la production des laits fermentés, fromagers et beurriers.

Pour ce qui concerne le lait-aliment, au contraire, nous nous trouvons en présence d'un très petit nombre de faits, douteux pour la plupart, d'observations généralement incomplètes, d'expériences fatalement insuffisantes; dès lors, pour nous guider dans cette étude presque neuve, nous serons obligé de faire appel beaucoup moins à ce qui a été déjà établi par la science et même par la pratique, qu'à ce que les analogies, la logique et le bon sens paraissent indiquer.

Pour juger le lait-aliment que nous voulons obtenir, nous n'aurons pas recours seulement à ses caractères physico-chimiques, comme on le fait trop souvent; nous n'accorderons même pas à ces caractères la première place. Ce qui nous importe avant tout ; ce qui constituera la base de notre jugement, ce sont les caractères physiologiques de ce liquide : sa coagulation, sa digestion, soit *in vitro*, soit préférablement dans l'organisme. Nous n'ignorons pas que ce critérium physiologique n'est ni aussi simple ni aussi évident que le critérium chimique, mais il s'impose à notre esprit parce que nous le croyons le seul vrai.

Peu nous importe, en effet, que la chimie déclare que deux laits sont à peu près identiques, si l'allaitement d'un animal domestique ou d'un enfant démontre qu'il existe entre ces deux liquides de grandes différences ; peu nous importe, par exemple, que cette science considère le lait produit par une alimentation très aqueuse, peu nutritive, comme ayant une composition à peu près analogue au lait que donne une nourriture sèche et très alibile, quand des réactifs autrement sensibles que les réactifs chimiques, les êtres vivants, nous enseignent le contraire !

Il ne faut pas demander à une science plus qu'elle ne peut donner ; le fait vrai est que l'analyse chimique, malgré les renseignements très utiles qu'elle fournit, ne peut constituer la base de l'appréciation du lait, pas plus que celle de l'appréciation des aliments en général, et qu'elle doit céder le pas, jusqu'à nouvel ordre, à l'observation pratique.

Quoique les médecins hygiénistes ne se soient occupés presque exclusivement jusqu'ici que des laits de vache, de chèvre et d'ânesse, cela ne veut pas dire que les laits des autres femelles domestiques ne doivent pas être pris en considération ; nous pensons, au contraire, que chaque lait, en raison de ses caractères chimiques et physiologiques spéciaux, a des indications particulières, et que, quand on en étudie un, il faut les étudier tous.

De ce que certains préjugés profondément enracinés dans le public ont empêché jusqu'à ce jour l'utilisation des laits de chienne et de truie, il ne s'ensuit pas que nous devions refuser à ces femelles la place qui leur convient dans la production du lait-aliment ; de ce que la chamelle n'est pas utilisée sur notre continent, nous ne sommes pas autorisés à négliger l'étude d'un animal qui joue, ailleurs, un rôle considérable. Conséquemment, les considérations que nous allons présenter dans ce chapitre s'adresseront à toutes les femelles qui peuvent être utilisées dans la production du lait-aliment.

Il est nécessaire, d'abord, que les femelles ayant cette haute destination présentent toute la vigueur, toute l'énergie, toute la robusticité compatibles avec une fonction qui, ainsi que nous l'avons déjà vu, amollit et affaiblit fatalement l'organisme à un certain degré. Dès lors, puisque les races les moins perfectionnées au point de vue de la production de la viande ou du lait sont de beaucoup les plus robustes ; puisque, dans une même race, les individus les moins spécialisés sont aussi plus vigoureux que les autres, les femelles productrices du lait-aliment seront choisies parmi du races dites médiocres ou inférieures.

Pour la production du lait de vache, par exemple, nous devons éliminer à notre grand regret, la superbe race hollandaise, la grande race fribourgeoise, les types les plus perfectionnés de la race flamande, et faire un choix parmi les races à courte lactation, comme la race normande, la race bretonne, la race ariégeoise, la race de Lourdes, la race de Salers, etc. Nous hésitons beaucoup entre la vache morbihannaise (variété bretonne), la vache normande et la vache de Salers (variété ancienne, non perfectionnée) ; cependant, nous pouvons éliminer la première qui, en raison de son petit volume et son faible rendement, ne sera guère utilisée, en dehors de son pays d'origine, que par les gens aisés ; nous pouvons réserver la deuxième pour alimenter les enfants du premier âge, à cause de la digestibilité de son lait ; nous pouvons enfin affecter la troisième à la production du lait-aliment le plus alibile convenant spécialement à la nourriture des adultes, à la rigueur à celle des enfants vers la dernière période de l'allaitement artificiel.

Nous avons déjà vu que le perfectionnement de la *variété normande* dite *cotentine*, s'était fait dans le sens de la production d'un lait peu fromageux, par conséquent très digestible ; très crémeux, par suite très savoureux et très nourrissant ; c'est pourquoi nous la considérons, malgré sa fragilité relative, comme la meilleure des vaches normandes, et aussi comme la vache nourrice type pour les enfants nouveau-nés.

Pour les chèvres laitières, il n'y a pas d'hésitation possible : par sa taille, sa vigueur, sa robusticité ; par sa tendance et ses aptitudes à se nourrir de branches d'arbre, et surtout par la digestibilité de son lait, la grande et belle race béarnaise doit être préférée aux autres races françaises et étrangères, dont quelques-unes cependant lui sont si supérieures au point de vue de la lactation. Les chèvres d'Auvergne et du Mont-d'Or, si remarquables par leur rendement en lait, sont des mangeuses d'herbe, dont le lait et malheureusement gras et fromageux ; néanmoins, comme elles supportent facilement la stabulation permanente, elles pourront rendre quelques services dans les villes où la chèvre béarnaise s'ennuie et tarit rapidement. Quant aux races étrangères, les plus recommandables sont : la thibétaine qui donne un lait gras agréable au goût ; la maltaise et la nubienne, dont les meilleurs représentants peuvent être considérés comme les femelles laitières les plus perfectionnées.

Parmi les brebis françaises, trois races s'élèvent beaucoup au-dessus des autres par leur rendement en lait ; ce sont : la race béarnaise, que l'on emploie dans le Bordelais pour la production du lait-aliment ; la race du Larzac, dont le lait est utilisé dans la fabrication du fromage de Roquefort ; et la race extrêmement laitière de Millery qui s'étend peu à peu dans le Mont-d'Or lyonnais où la chèvre, jadis la principale femelle fromagère, bat en retraite devant elle, et plus encore devant la vache, dont la manière de vivre et les fonctions économiques sont plus en harmonie avec le nouveau système cultural de cette région.

Tous les éleveurs de chiens connaissent la fragilité des races qui ont été créées ou modifiées très rapidement par la main de l'homme ; au point de vue de la production du lait ils s'accordent à reconnaître que les femelles appartenant à ces races, les danoises, par exemple, sont de mauvaises nourrices. C'est donc dans les vieilles races et dans leurs croisements que nous choisirons les nourrices destinées à l'allaitement artificiel.

Enfin, si la truie devenait un jour utilisable

dans l'allaitement artificiel, ce que nous examinerons plus tard, il faudrait éliminer les truies graisseuses des races perfectionnées, qui sont toutes de mauvaises laitières.

Dans le choix des femelles laitières destinées à la production du lait-aliment, il ne faudra pas tenir compte seulement de la race, de la variété, mais encore de l'individu : deux femelles laitières de même race, de même variété peuvent, en effet, produire des laits très différents.

Bien souvent, l'aptitude à produire du bon lait-aliment ne s'annonce par aucun signe extérieur ; et ce n'est qu'en élevant des jeunes chiens, des porcelets, des agneaux, des chevreaux, des veaux et des poulains, que les femelles laitières donnent la mesure de leur valeur. Parfois, cependant, la coloration des muqueuses apparentes, de la peau et des poils ; celle de l'enduit qui recouvre les mamelles, la base des cornes et l'extrémité caudale ; les caractères de la graisse adhérant à la racine des poils de la queue qu'on a arrachés violemment, etc., fournissent des indications précieuses.

Les chiens à palais coloré en noir sont préférés des chasseurs ; peut-être que les chiennes présentant cette pigmentation donnent le meilleur lait. En tout cas, pour les vaches, le fait ne paraît pas douteux : sur les marchés de la Picardie, celles qui ont le palais pigmenté ont plus de valeur, toutes choses égales d'ailleurs, que les autres.

Dans la race normande, les vaches foncées et fortement bringées produisent généralement un lait supérieur à celui des vaches à robe claire; chez les vaches de Salers, le poil long, légèrement frisé, de couleur rouge acajou, ou rouge brun, presque noir aux extrémités, annonce la robusticité et le bon lait; dans la race flamande, les vaches charbonnées à la tête sont recherchées comme plus rustiques et plus beurrières.

Chez la chèvre, c'est principalement la coloration noire qui annonce l'énergie, la résistance et un lait riche en principes assimilables; il en est de même chez la brebis.

Parfois, les différences physiologiques qui séparent deux animaux de même espèce, l'un blanc et l'autre noir, sont considérables ; il est possible, par exemple, qu'une plante soit toxique pour le premier, et inoffensive pour le second : les cochons blancs de la Virginie sont malades après l'ingestion du *lachnantes tinctoria* qui est inoffensif pour les cochons noirs; dans le Tarentin, l'*hypericum crispum* tue les moutons blancs en une quinzaine de jours; c'est pourquoi on n'élève que des moutons noirs dans cette région. (Darwin.)

D'une manière générale nous choisissons donc, dans la production du lait-aliment, des femelles laitières dont la partie apparente des muqueuses, la peau et les poils sont fortement pigmentés.

En accordant une grande importance à la pigmentation de la muqueuse buccale, nous nous conformons à ce qui a été établi par l'observation de tous les âges, ainsi qu'on peut s'en convaincre par la lecture du très intéressant chapitre que le vétérinaire Piétrement a consacré à la reproduction des couleurs dans son magistral *Traité des chevaux préhistoriques*.

On sait que, pendant qu'il était berger chez Laban, le rusé Jacob s'empara du troupeau de son maître en faisant naître, à loisir, des agneaux marquetés ou picotés, non pas par l'influence de l'image des baguettes pelées qu'il plaçait dans les auges où les brebis en chaleur venaient se désaltérer, mais probablement par le choix judicieux des béliers, d'après la pigmentation de la muqueuse buccale ; en faisant d'une tache noire placée sous la langue et désignée sous le nom d'escarbot, l'un des signes sacrés du taureau Apis, les prêtres égyptiens se proposaient d'obtenir une population bovine plus ou moins foncée et même, à la longue, complètement noire, particulièrement résistante à la chaleur.

Dans son *Histoire naturelle*, Pline parle de l'examen de la bouche des béliers, spécialement du dessous de la langue ; mais ses traducteurs, ignorant sans doute que les veines situées dans cette région sont invisibles extérieurement, ont traduit les expressions : *coloris sub lingua venas,* par : coloration des veines ; Piétrement a démontré, avec une grande évidence, que le mot *venas* signifiait marbrures.

Enfin Virgile dit, dans ses *Géorgiques* : « Si ton bélier, fût-il éclatant de blancheur, cache une langue noire sous son humide palais, rejette-le, de peur qu'il ne teigne de taches noires la toison de ses enfants. » (In Piétrement.)

De nos jours, les praticiens n'examinent pas seulement la langue des animaux reproducteurs et autres ; ils accordent encore une grande signification à la pigmentation du palais, ainsi que nous l'avons vu plus haut ; à la coloration des extrémités (tête et membres), ainsi qu'en témoigne cette vieille réputation de la vache laitière à tête noire ; mais les professeurs négligent un peu, dans leur enseignement, cette belle page d'histoire de la zootechnie sur laquelle Piétrement a justement insisté, et que le choix des femelles laitières productrices du lait-aliment nous a permis très heureusement de rappeler ici.

Regrettons, en passant, que les zootechniciens, si avides pourtant de spécialisation, n'aient pas songé à créer des *races pour la production du lait-aliment.* Comment, on crée des races de boucherie, des races fromagères, des races beurrières ; et l'on ne pense pas à réaliser des races produisant un lait très digestible et très assimilable !

Cependant, consultez le premier berger ou la première éleveuse d'enfants venus, et ils vous diront que les femelles d'une même espèce, d'une même race, d'une même variété diffèrent énormément à ce point de vue ; telle vache élève des veaux superbes, tandis que telle autre, dont le lait paraît pourtant bon, est une mauvaise nourrice ; telle chèvre donne un lait peu odorant, léger à l'estomac, tandis que telle autre, dans les mêmes conditions d'alimentation, produit un lait amer ou salé, très fromageux, d'une digestion difficile. Pourquoi ne pas fixer, d'abord, dans une race, et développer peu à peu ensuite, des qualités individuelles si précieuses : on arriverait ainsi, nous en avons la certitude, à créer des *races d'allaitement*, et particulièrement des races d'allaitement artificiel dont le rôle ne pourrait que grandir dans une société qui consomme toujours plus de lait, et qui le digère toujours plus mal.

Pour obtenir rapidement les races dont il s'agit, il faudrait s'adresser, pour la chèvre, à la race béarnaise (variété de la montagne) ; pour la vache, à la cotentine, particulièrement à une sous-variété qui figure déjà dans les concours, et dont nous avons vu des représentants dans la région nord du département de la Mayenne.

Dans la production du lait fermenté, l'âge des femelles domestiques nous importait relativement peu; dans celle du lait-fromager, nous avons signalé les désavantages des bêtes trop jeunes, sans les proscrire cependant; moins tolérants dans la fabrication du beurre, nous avons presque exclu de cette destination les femelles trop âgées; plus sévères ici encore, puisqu'il s'agit de produire un aliment d'une importance exceptionnelle, nous rejetterons toutes les femelles âgées, et nous choisirons, suivant les cas, des femelles adultes ou jeunes. Celles qui seront destinées à l'alimentation des enfants du premier âge et que nous appellerons, pour cette raison, femelles nourrices, seront préférablement jeunes, car elles doivent donner un lait qui soit avant tout digestible et assimilable : une génisse de trois ans, une chevrette de quinze à dix-huit mois conviendront très bien pour cette dernière fonction.

Il faudrait se garder cependant de choisir des femelles trop jeunes, sous prétexte d'obtenir un lait facile à digérer; car ces animaux ne donneraient qu'une quantité insuffisante de lait, se développeraient incomplètement, et seraient toujours fragiles; les vaches et les chèvres destinées à l'allaitement artificiel, par exemple, ne doivent pas être fécondées, les premières, avant deux ans, les secondes, avant dix mois ou un an.

Si le vieux lait convient peu à la production du beurre, il convient encore moins comme lait-aliment ; car, outre les défauts que nous lui avons reprochés dans le chapitre précédent, il a encore celui d'être peu digestible. Par suite, les femelles destinées à la production du lait-aliment, et particulièrement les femelles nourrices, seront fécondées souvent, relativement ; en tout cas, le lait des quatre, cinq à six premiers mois, chez la vache et la chèvre, sera seul utilisé dans la nourriture de l'homme et des enfants en bas âge.

Parmi ces derniers, les nouveau-nés, en raison de la petite quantité de salive et de suc pancréatique qu'ils sécrètent ; en raison de la faible musculature de leur intestin, ont besoin d'un lait qui, tout en étant très nourrissant, ne soit ni trop fromageux, ni trop gras ; ils ont besoin surtout d'un lait qui s'acidifie légèrement et lentement, de façon à engendrer un fromage peu rétractile. Le lait sécrété dès la fin de la période colostrale, plus riche en albumine et en matières grasses fusibles à basse température, moins acidifiable que le lait sécrété plus tard, convient donc particulièrement à ces jeunes êtres. Quoique les variations individuelles soient considérables, nous admettrons que la période colostrale est complètement terminée vers le quinzième jour après la parturition, chez la chèvre et chez la vache ; par suite, celles de ces femelles domestiques qui seront destinées à nourrir des nouveau-nés, auront mis bas depuis quinze ou vingt jours environ.

Ainsi que nous venons de le voir, une femelle laitière (vache, chèvre ou brebis) ne peut être utilisée comme nourrice que pendant quelques mois. Cette durée de l'allaitement, largement suffisante pour les jeunes ruminants (le chameau excepté), est beaucoup trop brève pour l'enfant. Le sevrage de ce dernier devant avoir lieu normalement vers l'âge d'un an environ, deux vaches, plus encore deux chèvres, plus encore deux brebis, mettant bas, à quatre ou six mois d'intervalle, seront nécessaires pour son allaitement.

Dans la plupart des circonstances, les femelles utilisées comme nourrices dans les premiers mois de la lactation seront employées, ensuite, vers la fin de la lactation, et pendant les premiers mois de la grossesse, dans l'industrie beurrière ou fromagère.

Ceux qui jugent de la valeur d'un lait par sa teneur en acide phosphorique et en chaux, regretteront sans doute cette élimination du vieux lait si phosphaté et si calcique. Ils oublient, en effet, que le lait des ruminants, destiné normalement à des jeunes êtres dont les tissus, spécialement les os, s'accroissent très rapidement, est malheureusement trop riche en phosphate de chaux pour les enfants du premier âge ; qu'en outre, la quantité de sels de chaux contenue dans un lait ne saurait indiquer la richesse de ce liquide en sels calciques assimilables ; ils oublient, enfin, qu'une grande partie de ce phosphate de chaux, qu'ils réclament tant, ne sert, chez l'enfant, qu'à engendrer dans l'estomac un fromage volumineux et dur, difficilement accessible au liquide gastrique, et plus loin, un gros bol intestinal dont la consistance, croissant toujours, devient finalement pierreuse, pendant sa marche lente, difficile et pénible à travers le faible intestin de l'enfant.

Ceux qui attribuent au colostrum une vertu purgative indispensable à l'expulsion naturelle du méconium, regretteront aussi l'élimination du lait des premiers jours. Quoique nous refusions au colostrum cette action purgative qui, si elle existait, serait en tout cas avantageusement remplacée, chez l'enfant nouveau-né, par quelques cuillerées de sirop de chicorée, nous reconnaissons cependant que ce liquide, par sa richesse en albumine, par sa teneur élevée en acide phosphorique, par la quantité d'oléine qu'il contient et qui lui donne une influence relâchante plutôt que purgative, par la lenteur et le peu d'intensité de son acidification constituerait, pour les jeunes êtres, un excellent aliment, convenant très bien à leurs organes digestifs, s'il n'avait le grave défaut d'engendrer dans l'estomac un fromage volumineux et compact dont la digestion, déjà laborieuse chez les jeunes ruminants qui sécrètent cependant une abondante salive, serait impossible chez l'enfant dont la sécrétion salivaire est si faible pendant les premières semaines de la vie.

La *fréquence relative des traites*, dont nous avons vu ci-dessus l'avantage à propos de la production du beurre, constituera une des conditions essentielles de la production du lait-aliment ; c'est dire qu'on en multipliera le nombre autant que le permettront, d'une part, l'abondance de la sécrétion et la durée présumée de la période de lactation ; d'autre part, la robusticité de la femelle à laquelle on s'adressera. Pour l'allaitement artificiel des enfants en bas âge, le lait qui a séjourné peu de temps dans la mamelle est tellement précieux, qu'il ne faudra pas hésiter à traire souvent les femelles nourrices, devrait-on, d'un côté, diminuer du tiers et même de moitié leur rendement en lait pendant une période de lactation, et, d'un autre côté, augmenter considérablement la quantité et la qualité des aliments qui leur sont destinés.

Enfin, dans le cas ou l'on voudrait obtenir un lait exceptionnellement nutritif, on ne prendra que la dernière portion de la traite dont nous avons montré plus haut la richesse en glycérides fusibles à basse température et en lécithine ; mais il ne faudra pas oublier que le lait étant d'autant plus échauffant qu'il est plus crémeux, contrairement à l'opinion généralement admise, la dernière portion de la traite ne pourra être donnée, sans dilution préalable, qu'à certains individus.

Si l'on tient compte à la fois de la composition chimique que présente le lait immédiatement après sa sécrétion, et des modifications que subit ce liquide, soit dans la mamelle, soit *in vitro*, on conviendra que l'*allaitement direct avec tétées fréquentes et à fond*, est indiqué toutes les fois que le lait ainsi ingéré ne détermine pas de troubles dans les fonctions digestives. A un moment où les médecins veulent régler, la montre et la balance en main, l'alimentation des petits enfants, comme s'il était logique de traiter avec cette rigueur des organismes aussi variables, il convient de rappeler que, parmi les jeunes animaux domestiques, ceux qui vivent à côté de leurs mères, tétant à chaque instant la petite quantité de lait qui vient de se former, se développent à merveille, et n'ont presque jamais de troubles digestifs.

Nous avons vu plus haut que, chez un certain nombre de femelles domestiques, la sécrétion lactée conservait toute son activité en dehors de l'action excitante du produit de la conception. Il n'est pas certain cependant que le lait engendré par une femelle nourrissant son ou ses petits, et celui qu'elle donne grâce à des traites régulières, aient une composition chimique identique ; certains faits semblent même prouver le contraire.

Chez la vache, la suppression brusque du veau amène souvent une altération passagère de la sécrétion lactée qu'on désigne en pathologie vétérinaire sous le nom d'hydrogalaxie, et qui se produit également dans la cachexie, l'entérite diarrhéique, la tuberculose, l'hématurie, etc. Chez la chèvre bonne laitière n'élevant qu'un chevreau, il n'est pas rare de voir ce dernier adopter exclusivement l'un des deux trayons ; nous avons observé constamment, dans ce cas, une hypertrophie manifeste de ce côté de la mamelle, malgré les traites nombreuses, régulières et à fond du côté opposé.

Nous avons la conviction intime que, par leur présence et par leur action directe sur la mamelle, les jeunes animaux favorisent la sécrétion d'un lait peu abondant mais, par contre, très gras, très sapide et très nutritif; en sorte que la séparation des femelles laitières et de leurs petits, la *séparation brusque* tout au moins, doit être évitée toutes les fois qu'on recherche, avant tout, la qualité du liquide sécrété.

Nous conseillons d'éviter cette séparation complète et brusque particulièrement chez la vache qui aime toujours beaucoup plus le veau qui la tète que le markaire qui la trait, contrairement à la chèvre qui éprouve, au moment de la mulsion, une sensation agréable, voluptueuse même lorsque cette mulsion est délicatement faite ; et qui contracte alors, pour celui qui la trait, une vive affection : c'est ce qui fait dire aux chevriers béarnais, qui excellent dans l'art de traire, que la chèvre donne son amitié surtout par al mamelle.

Dans ce qui précède, il n'est question bien entendu que des femelles domestiques jouissant de la précieuse propriété de conserver le lait (c'est l'expression populaire) en l'absence de leur produit ; quant à la jument et à l'ânesse, qui sont incapables de cette abnégation, l'élevage complet du poulain et de l'ânon reste, malheureusement, jusqu'à nouvel ordre, une nécessité absolue.

Nous n'insisterons pas sur les soins hygiéniques dont il a été longuement question dans le chapitre précédent : les pansages réguliers, l'entretien des litières seront encore plus utiles ici que dans la production du lait-beurrier.

Il n'est pas rare de voir, chez les nourrisseurs des grandes villes, des vaches laitières dont les pieds présentent une longueur démesurée ; la station debout est tellement fatigante, douloureuse, que ces animaux sont presque constamment couchés, ce qui nuit considérablement au fonctionnement des organes respiratoires, circulatoires et digestifs. Bientôt, les digestions deviennent assez paresseuses pour retentir sur la sécrétion lactée. C'est alors seulement que les nourrisseurs font parer les pieds de leurs bêtes, non pas précisément pour le bien être de ces dernières, mais pour le profit qu'ils en retirent.

Posons maintenant, très sommairement, les bases de l'alimentation des femelles domestiques dans la production du lait-aliment.

Chez la chienne, on pourra obtenir un lait à la fois très nutritif et très digestible, par une alimentation presque exclusivement animale dans laquelle les os à moelle, la viande de cheval au début, la viande de bœuf ensuite, préddomineront; quoique très riche en caséine, ce liquide ne s'acidifiera pas spontanément; quoique sa teneur en phosphate de chaux soit au moins de trois à quatre grammes par litre, il n'en produira pas moins, dans l'estomac, un fromage extrêmement grenu, presque dépourvu de rétractilité primaire, et absolument à l'abri de la rétraction secondaire : malgré tout, il nous sera absolument impossible d'obtenir, avec les femelles herbivores, un aussi beau résultat.

Pour les femelles herbivores se pose ici, plus gravement encore que par le passé, la question du régime du vert et du régime du sec. Au point de vue alimentaire, en effet, les laits produits sous l'influence de ces deux régimes diffèrent notablement. Bien que plus riche en huiles essentielles et en oléine, bien que plus maigre au fond que le lait du régime du sec, le lait du régime du vert est cependant plus difficile à digérer, par suite de l'acidification intense et rapide de son lactosérum, et de la rétraction du fromage qui en est la conséquence ; c'est pourquoi il convient aux adultes sains, qui le préfèrent à cause de son arome et de son bon goût ; il peut avoir de graves inconvénients dans l'alimentation des enfants du premier âge.

Pour ces derniers, le lait du régime du sec est certainement avantageux ; il s'impose chez l'ânesse qui, nourrie de vert, produit un lait très acidifiable, par conséquent très difficile à digérer : on sait que l'administration de luzerne verte aux ânesses nourrices des Enfants-Assistés, détermina rapidement chez ces nouveau-nés des troubles graves ; il est indiqué encore pour la vache, chez laquelle le régime du vert a une action analogue, quoique beaucoup moins prononcée : dans le midi de la France, on se garde de donner de la luzerne verte aux vaches nourrices ; il l'est moins pour la chèvre ; moins encore pour la brebis qui, soumise exclusivement au régime du sec, produirait un lait trop gras et trop fromageux, indigeste pour les jeunes agneaux eux-mêmes.

Enfin, dans le cas d'un régime mixte, le lait

présente des propriétés intermédiaires aux deux laits précédents; mais il réunit plutôt leurs qualités que leurs défauts. A la richesse en principes solides du lait produit par le régime du sec, il ajoute, en partie, l'arome, le bon goût de celui qu'engendre le régime du vert; s'il est un peu plus acidifiable, un peu plus difficile à digérer que le premier, pour des estomacs délicats, il est aussi plus sapide et probablement plus nutritif; s'il est moins aromatique, moins agréable au goût que le second, il est aussi plus alibile et plus digestible : somme toute, il est supérieur aux deux pour l'alimentation des individus sains autres que les enfants du premier âge.

Quoique le lait produit par les bêtes allant aux champs soit beaucoup plus savoureux que le lait des bêtes nourries à l'étable, serait-ce avec les mêmes aliments, le régime de la stabulation permanente, tel que nous l'avons conçu plus haut, s'imposera presque toujours; il s'imposera fatalement pour les femelles nourrices qui ne doivent manger que peu ou pas d'aliments verts; il s'imposera habituellement pour les autres femelles productrices du lait-aliment.

Longtemps nous avons cru, avec un bon nombre d'agriculteurs, que les femelles pâturant librement produisaient un lait plus digestible et plus nutritif que celles qui recevaient à l'étable les mêmes aliments ; de récentes observations nous poussent aujourd'hui à admettre le contraire : nous pensons même avoir trouvé les principales causes de la différence de ces deux laits.

Tout d'abord il paraît démontré, ainsi que nous l'avons signalé, que le travail musculaire entraîne une diminution de la matière grasse et une augmentation de la caséine ; les femelles fatiguées produisent un lait très maigre, très riche en caséine et, le plus souvent, d'une réaction acide.

D'autre part, nous avons vu que lorsque les animaux vont aux champs, ils mangent de préférence l'extrémité des plantes, les feuilles et les tiges nouvellement formées, très riches en matière albuminoïde assimilable, mais aussi très aqueuses et maigres, conditions favorables à la sécrétion d'un lait abondant, plus riche en caséine qu'en graisse et qui produit, sous l'action de la présure, un fromage très rétractile ; au contraire, le fourrage coupé à la faux ou à la faucille, et plus encore celui qui a été arraché dans les chaumes, dans les cultures sarclées, etc., renferme la partie moyenne et inférieure des tiges et même, dans ce dernier cas, les racines des plantes, organes riches en graisse et incomparablement plus nutritifs que les précédents.

Ce qui n'est pas douteux, ce que nous avons maintes fois constaté, c'est que le lait fourni par

les bêtes en stabulation caille plus difficilement, et
que le fromage est moins dur, moins rétractile que
lorsque les animaux vont au pâturage ; bien mieux
les jeunes veaux, les jeunes chevreaux, les jeunes
agneaux sont plus gros, plus gras, viennent plus
facilement, suivant l'expression populaire, dans le
premier cas que dans le second : nous ne dirons
pas qu'ils sont plus vigoureux.

Faisons maintenant un choix dans les aliments
secs et dans les aliments verts, et voyons, dans le
cas du régime mixte qui sera le cas habituel,
comment doivent se faire le mélange et la distribution de ces deux sortes d'aliments.

Quoiqu'on les soumette à une nourriture de
plus en plus uniforme, les diverses femelles herbivores n'en conservent pas moins des différences
organiques profondes dont il faut tenir compte
quand on se propose, ce qui est le cas présent, de
les faire concourir toutes vers le même but. Avec
son appareil masticateur puissant, avec son appétit pour les aliments astringents, pour les aliments pauvres en eau ; avec sa tolérance à l'égard
des essences, des résines, des alcaloïdes même, la
chèvre s'annonce comme essentiellement forestière
et buissonnière ; sa nourriture par excellence est
constituée par les arbres et les arbrisseaux ; et ce
n'est qu'en la dénaturant qu'on lui a fait accepter
l'herbe pour laquelle certaines races, vivant pour-

tant au milieu des plus belles prairies, montrent
encore un certain dédain. Les essences par elle
préférées varient suivant les pays : c'est le jeune
chêne dans le Limousin; c'est un acacia ou un
cytise dans les Pyrénées; c'est le mûrier dans la
Provence; c'est l'arbousier en Corse; c'est la coro-
nille dans les Alpes; c'est le saule dans les Landes;
c'est l'orme dans le Berry, etc. Leur choix varie,
du reste, avec l'époque de l'année, la nature des
terrains sur lesquels végètent les essences précitées, et bon nombre d'autres circonstances parmi
lesquelles le besoin d'une nourriture variée, qu'on
prend souvent pour du caprice, n'est pas la moins
importante.

D'après nos observations, la jeune feuille de
chêne donne un lait maigre et rèche; la feuille
d'orme, un lait gras et doux; les jeunes pousses
d'aubépine, un lait à la fois maigre et doux : ces
dernières conviennent particulièrement pour l'alimentation des chèvres nourrices. Ajoutons que,
de tous les fourrages frutescents, celui que la
chèvre accepte le plus longtemps, sans répu-
gnance, est la feuille d'orme jeune, végétant sur
une terre grasse, fraîche et profonde.

Quoique pourvues d'un appareil masticateur
puissant, quoique très friandes de certains arbres
et arbrisseaux, la jument et l'ânesse sont trop sensibles à l'action des astringents, des essences et

des alcaloïdes, pour pouvoir être nourries comme la chèvre ; la paille de blé, sèche et siliceuse, le bon foin de première coupe et les grains constitueront la base de leur alimentation.

L'insuffisance de la mastication, l'intensité de l'insalivation, l'appétit pour les aliments tendres, la propriété d'ingérer, presque impunément, des quantités considérables d'eau font de la vache la mangeuse d'herbe par excellence; elle doit à ce régime son lait fromageux, surtout son lait-beurrier qu'une alimentation quelconque, autre que la précédente, ne saurait lui donner au même degré ; elle y doit aussi, il faut bien l'avouer, son tempérament lymphatique qui retentit nécessairement sur la sécrétion lactée, et que l'usage des plantes amères et des plantes aromatiques peut corriger dans une certaine mesure.

Avec les bons regains secs, l'avoine et l'orge, cuits, la farine de maïs et la paille de blé, la vache produit un lait moins savoureux mais plus gras, plus nutritif et plus digestible.

A propos de l'emploi de l'avoine et de l'orge, rappelons ici ce qu'en dit O. Delafond dans son remarquable travail sur *L'élève et l'engraissement des veaux dans le Gâtinais :* « Administrés à l'état cru, ces grains donnent un lait abondant et gras, mais ils communiquent à la crème et au beurre une âcreté particulière ; les veaux s'accroissent vite, leur chair devient ferme, mais ils sont bientôt constipés et ont finalement des indigestions. Pour prévenir ces accidents, ont fait cuire ces grains et on les mélange à du son, des pommes de terre, etc. »

Lorsque les bons foins ou les bons regains manqueront, on les remplacera par du sainfoin venu en terre maigre. Enfin on pourra, de temps en temps, introduire dans la ration une petite quantité de carottes, les rouges de préférence : si l'on en croit Donné, ce dernier aliment rend le lait plus digestible ; il convient particulièrement aux vaches dont le lait est destiné à des enfants malades. Sicard, de Marseille, a observé que les globules du lait devenaient très gros sous l'influence des carottes rouges ; il recommande l'emploi de ces racines toutes les fois qu'on veut obtenir un lait léger et rafraîchissant.

Dans le cas du régime mixte, les plantes vertes qu'il conviendra d'associer au foin ou regain sont, par ordre d'importance : l'herbe des meilleures prairies élevées ou du littoral ; le sainfoin et les plantes adventives des chaumes, guérets, cultures sarclées, jardins, etc.

Citons, en terminant ce chapitre, un certain nombre d'aliments dont l'usage est resté jusqu'ici rare, exceptionnel, chez les vaches nourries à l'étable : ce sont les fourrages sous-frutescents et frutescents.

Nous sommes persuadé que ces fourrages, administrés prudemment, à petites doses, contribueraient à donner aux vaches en stabulation le ton qui leur manque un peu, et à leur lait des qualités gustatives, digestives et nutritives particulières. Nous recommanderons surtout : parmi les sous-arbrisseaux, les bruyères petites et tendres, l'ajonc jeune, préalablement broyé, et les genêts en fleurs ; parmi les arbres, l'acacia, l'orme et le mûrier. Récemment nous avons eu l'occasion d'observer que les vaches laitières nourries en stabulation mangeaient avec avidité les feuilles d'acacia à demi fanées et ayant subi, après une quinzaine de jours d'ensilage, une légère fermentation.

5°. — HYGIÈNE DES FEMELLES LAITIÈRES DANS LA PRODUCTION DU LAIT-ALIMENT-MÉDICAMENT

Pour un malade, le lait peut être : *un aliment*, un *aliment médicamenteux*, un *aliment médicamenté*, suivant qu'on utilise simplement sa valeur nutritive, ou bien, à la fois, sa valeur nutritive et les effets thérapeutiques de quelques-uns de ses principes immédiats, ou bien, à la fois, sa valeur nutritive et les effets thérapeutiques d'un médicament qu'on y a ajouté, soit directement, soit indirectement, en le faisant passer par l'organisme de la femelle qui a produit ce lait.

Nous ne reviendrons pas sur le lait-aliment qui a fait le sujet du précédent chapitre ; nous insisterons peu sur le lait médicamenteux et sur le lait que nous avons appelé médicamenté pour le distinguer du précédent.

L'action thérapeutique d'un lait normal peut être locale ou générale, ou bien, à la fois, locale et générale.

Localement, ce liquide agit sur le tube intestinal, et cela différemment suivant les espèces dont il provient : les laits de jument, d'ânesse et même de chamelle sont rafraîchissants ou laxatifs, tandis que ceux de chèvre et de brebis augmentent le strictum, et sont appelés, à cause de cela, échauffants; le lait de vache jouit des propriétés intermédiaires. Cette action locale ne dépend pas uniquement, comme on le dit souvent, de la teneur du lait en phosphate de chaux : s'il en était ainsi, l'action relâchante des laits d'ânesse et de chamelle serait incompréhensible; elle tient encore à la proportion et à la nature de la matière grasse, assez abondante mais huileuse chez la jument, moins abondante mais aussi moins huileuse chez l'ânesse, plus abondante et plus riche en acides gras fixes chez la chamelle, etc.

Chez un même animal, le lait est d'autant moins rafraîchissant et d'autant plus échauffant : 1° qu'il est plus vieux, vieux par l'âge de la bête qui le produit, vieux par l'âge de la sécrétion; 2° qu'il est plus épais et plus gras, épais par l'action faiblement lactogène des aliments, gras par la richesse nutritive (aliments secs, grains crus, etc).

Plus encore que les aliments jeunes et verts, les fleurs communiqueraient au lait des propriétés laxatives : les bêtes qui pâturent dans les montagnes du Tyrol à l'époque où les pacages d'une certaine altitude s'y couvrent de fleurs, produisent un lait très agréable au goût mais fortement purgatif.

Par les sels de soude et surtout par le sucre qu'il

contient, le lait possède une action diurétique manifeste ; mais cette action ne tient pas uniquement, selon nous, aux substances précédentes ; elle dépend aussi de la proportion et de la nature des matières grasses, de la rapidité et de l'intensité de l'autoacidification, et d'autres causes encore inconnues. Nous avons observé que le lait des vaches recevant, en grande quantité, des drèches de maïs, est très diurétique pour l'homme ; d'après les paysans du Gâtinais, le lait des vaches nourries de trèfle aurait la même influence sur les veaux (O. Delafond) ; les aliments verts, particulièrement le maïs-fourrage, augmentent l'action diurétique du lait : ils modifient cependant bien peu la teneur de ce liquide en sucre.

L'influence du lait sur la nutrition générale est indiscutable ; mais on ne saurait dire, pour l'instant, en quoi elle consiste.

Nous distinguerons deux sortes de laits médicamentés : les laits artificiellement médicamentés et les laits naturellement médicamentés. Dans le premier cas, on fait éliminer par la mamelle une substance qu'on a introduite dans le tissu conjonctif sous-cutané, dans le sang ou, plus simplement, dans le tube digestif : on a ainsi la singulière prétention d'animaliser en quelque sorte le médicament, et de rendre son action plus certaine et plus efficace.

Hâtons-nous de dire qu'il n'en est rien. Irrationnels en théorie, les laits artificiellement médicamentés ont complètement échoué, en pratique : les ânesses mercurialisées du D* Damoiseau n'ont vécu que quelques jours ; les femelles laitières entraînées du D* Labourdette ont subi le même sort, quoiqu'elles fussent énergiquement défendues au sein des sociétés savantes (*C. Rendus de l'Ac. des sciences, 1859*) ; enfin les laits iodurés, bromurés, ferrugineux, sulfurés, etc., du D* Sicard ne sont jamais sortis de la ville de Marseille où ils avaient pris naissance, et où ils avaient été d'abord mis à l'épreuve.

Cet échec tient à trois causes principales. Premièrement, et cette raison seule serait suffisante, les animaux médicamentés dépérissent rapidement, et leur lait ne présente bientôt plus une valeur nutritive suffisante : en sacrifiant la nourrice, on sacrifie donc son lait ; et en sacrifiant son lait, on sacrifie celui qui s'en nourrit. Pour éviter cet inconvénient fondamental, le D* Labourdette avait imaginé, bien inutilement du reste, d'entraîner les animaux en leur faisant absorber des doses croissantes de substances médicamenteuses, et de soutenir leurs forces en les transportant dans de belles prairies normandes.

Secondement, certains des médicaments administrés jusqu'ici ne s'éliminent pas par la mamelle :

le mercure est de ceux-là ; et la tentative du Dr Damoiseau devait doublement échouer.

Troisièmement, les substances qui sont réputées passer dans le lait, ne le font que lorsqu'elles sont administrées à doses massives : tels sont les iodures, les bromures alcalins, etc., particulièment l'iodure de potassium sur lequel Péligot a fait un certain nombre de recherches. Le sel de cuisine lui-même, que l'on a considéré comme s'éliminant facilement par la mamelle, augmenterait seulement et dans de faibles limites, la quantité de soude contenue dans le lait, chez la vache et chez la chèvre. Nos expériences n'ayant porté que sur ces deux femelles ne nous autorisent pas à mettre en doute les résultats opposés obtenus chez l'ânesse par plusieurs chimistes ; mais on nous accordera que des recherches dans lesquelles on donnait à cet animal deux cents grammes de chlorure de sodium par jour, n'ont pas une grande signification.

On fait grand bruit, depuis quelques années, autour de *laits superphosphatés* qu'on obtiendrait en administrant aux femelles laitières des doses massives de phosphate de chaux. Nous devons à la vérité de dire qu'il nous paraît impossible d'augmenter, par ce moyen, la quantité d'acide phosphorique et de chaux normalement contenue dans un lait ; et si notre opinion ne paraissait pas

suffisante, nous en appellerions à celle de M. Du
claux qui, à la suite de nombreuses analyses, a
déclaré que les laits superphophatés du commerce ne différaient pas sensiblement du lait normal quant à leur teneur en acide phosphorique et
en chaux.

Du reste ces laits, s'ils existaient, seraient plus
nuisibles qu'utiles : destiné à des êtres dont le
développement est très rapide, le lait des ruminants est normalement beaucoup trop riche en
éléments de croissance (phosphore et terres) pour
les enfants du premier âge qui se développent
très lentement. Contrairement à la tentative précédente nous cherchons à obtenir, par le choix de
l'individu et de l'alimentation, un lait qui soit
riche en graisse et pauvre en caséine, plus chloré,
potassique et sodique que phosphaté, calcique et
magnésien : ce sera, nous l'espérons, le lait hypo-
phosphaté et surtout hypocalcique de l'allaitement
artificiel.

Parmi les laits artificiellement médicamentés
il en est qui, nés d'hier, n'ont pu encore donner
la mesure de leur valeur. Ehrlich a soutenu, le
premier, que le lait des animaux immunisés contre une affection microbienne, transmet progressivement et énergiquement l'immunité : en injec-
tant, sous la peau d'une souris allaitant ses petits,
du sérum de cheval immunisé contre le tétanos, il

a rendu les nourrissons réfractaires à cette affection.

Plus récemment encore, le Dr Roux avait fondé quelques espérances sur l'élimitation, par le lait, de l'antitoxine diphtéritique ; malheureusement nos deux principales laitières, la chèvre et la vache, sont extrêmement sensibles à la toxine diphtéritique, et ne peuvent être impunément vaccinées.

Rappelons ici que les sérums normaux eux-mêmes possèdent une action préventive et curative. Comme le lait tient du sérum, il doit nécessairement partager ses propriétés ; et les médecins, presque tous partisans de la sérumthérapie, ne sauraient logiquement s'opposer plus longtemps à la lactothérapie, dont les empiriques ont vanté depuis longtemps les effets : l'emploi du lait de chèvre contre la phtisie, et du lait de jument contre les vieilles bronchites, est fréquent dans les campagne ; et s'il n'a pas été introduit dans les villes, c'est probablement parce que le peuple croit que ces laits n'ont une véritable action préservatrice et curative que quand ils sont pris au sortir de la mamelle, vivants en quelque sorte.

Nous avons appelé laits naturellement médicamentés ou laits médicamenteux d'origine alimentaire, ceux qui résultent de l'élimination, par l'émonctoire mammaire, de certaines substances médicamenteuses normalement contenues dans les végétaux. Cette élimination a été constatée de tout temps, soit par ses mauvais, soit par ses bons effets : d'après Pline, le lait des nourrices faisant un usage fréquent du persil rend les enfants épileptiques ; à Rione Borgo (Campagne Romaine), le lait de chèvres ayant mangé de la ciguë fut accusé d'avoir empoisonné des enfants ; Cullen donnait de l'anis aux nourrices pour guérir les coliques des nourrissons ; pour Sicard, de Marseille, le lait des vaches nourries de carottes rouges combat efficacement le tympanisme abdominal ; dans l'Amérique du Sud on distribue des fucus aux lamas pour faire passer dans le lait les iodures contenus dans ces végétaux, et communiquer ainsi à ce liquide des vertus thérapeutiques particulières ; enfin, d'après Cornevin, les principes purgatifs des cytises, du colchique, de l'euphorbe et du ricin s'éliminent par la mamelle, ce qui permet de supposer qu'on peut, expérimentalement, réaliser des laits purgatifs, en administrant aux bêtes des aliments contenant ces principes.

Il est possible que les laits naturellement médicamentés pénètrent un jour dans la thérapeutique ; mais il faudra, pour cela, des expériences un peu plus longues, un peu plus précises et un peu plus complètes que celles qui ont été faites jusqu'ici sur cet important sujet.

Sous notre climat, l'arian, le koumys et le képhir doivent être considérés comme de véritables médicaments; néanmoins, en raison de leur origine et de leur utilisation premières, nous avons jugé à propos de leur consacrer, précédemment, un chapitre spécial.

TROISIÈME PARTIE

Toutes les femelles domestiques nous intéressent ici, quoique à un degré bien différent ; aussi, avant d'étudier la vache laitière qui fera l'objet principal de cette dernière partie, dirons-nous quelques mots sur l'hygiène des autres femelles laitières.

On parle trop aisément de la ressemblance de certains laits, de celui de femme et de celui d'ânesse, de celui de chèvre et de celui de vache, etc. ; pour établir des analogies entre ces différents liquides, on se base sur des caractères chimiques qui sont loin d'avoir la signification qu'on leur accorde. En réalité, les divers laits produits par nos femelles domestiques diffèrent plus qu'ils ne se ressemblent ; chacun d'eux s'éloigne des autres bien moins par la proportion de ses principes immédiats, que par la nature même de ces principes, d'où dépendent surtout ses caractères physiologiques.

C'est parce que nous accordons à chaque lait une physionomie très personnelle, et conséquemment une destination spéciale en hygiène et en thérapeutique, que nous étudierons séparément les principales femelles laitières.

En nous basant sur l'état de la matière grasse, sur les matières minérales, etc., nous pourrions essayer une classification rationnelle de ces animaux au point de vue qui nous occupe ; mais le moment n'est pas venu, croyons-nous, de faire une pareille tentative. Nous nous contenterons donc d'étudier les femelles laitières dans l'ordre de leur importance croissante : la truie, la chienne et la jument d'abord, l'ânesse, la brebis et la chamelle ensuite, la chèvre et la vache enfin.

I

HYGIÈNE DE LA TRUIE LAITIÈRE

Quoique assez grande et très robuste la truie, en raison surtout du nombre des portées, met au monde des petits débiles qui ont besoin, pour se développer normalement, d'un lait très digestible et exceptionnellement nutritif.

Chimiquement, ce lait se caractérise par sa teneur élevée en matière albuminoïde (6, 10 et même 15 p. 100), par sa richesse minérale (12 à 15 gr. de cendres par litre), par la prédominance de l'oléine dans sa matière grasse. On lui a reproché d'être relativement maigre ; effectivement il est moins gras que le lait de chienne et que certains laits de ruminant ; mais, par contre, les glycérides qu'il contient paraissent très assimilables.

Physiologiquement, il est remarquable par son indifférence à l'égard de la caséinepepsine, *in vitro ;* il est incaséifiable et coagulable par la chaleur comme certains colostrums ; mais il n'a pas la même constitution chimique, ni les mêmes propriétés physiologiques que ces derniers.

Ce n'est pas seulement par son lait, mais encore par la conformation extérieure de ses mamelles, que la truie s'annonce comme une précieuse nourrice : chez les jeunes truies la forme du mamelon est à peu près la même que chez la femme.

Malheureusement, à côté de ces grandes qualités, la truie présente deux graves défauts : l'indocilité et la résistance à la traite qui ont empêché jusqu'ici son utilisation dans l'allaitement direct ou indirect.

Peu affectueuse par sa nature en temps ordinaire, elle devient ordinairement agressive, parfois féroce, après la mise bas ; d'autre part, grâce au sphincter puissant qui entoure ses mamelons, elle peut opposer à la traite une résistance insurmontable : nous avons tenté bien souvent la mulsion de cette femelle ; et malgré toutes les précautions que nous avons prises, nous n'avons jamais pu obtenir des quantités notables de lait. Nous croyons cependant que la truie s'habituerait peu à peu à l'action forcément brutale de la main ; mais si elle est jamais utilisée dans l'allaitement artificiel, ce sera certainement dans l'allaitement direct : il faut donc obtenir, avant tout, son consentement à la succion opérée par des nouveau-nés autres que les siens.

Même chez la truie la plus douce, ce consentement ne serait pas une garantie suffisante ; pour se mettre à l'abri de tout danger, il faudrait encore attacher cet animal au moment de la tétée.

ce que l'on réaliserait facilement par l'emploi d'un collier et d'une forte chaîne.

On sait que le porc éprouve une sensation extrêmement agréable quand on le gratte sur la région latérale et inférieure du thorax et de l'abdomen; dans la campagne, les enfants emploient fréquemment ce moyen pour déterminer cet animal à s'étendre sur le sol. Nous avons entendu parler d'un jeune Auvergnat qui arriva ainsi à téter une truie à l'insu de ses parents, et qui se développa merveilleusememt. Il y a donc là un moyen très simple et très commode d'inviter une truie naturellement douce à se coucher et à donner son lait.

La plupart des races de porcs dites communes conviendraient pour l'allaitement artificiel; mais les races perfectionnées devraient être proscrites de la façon la plus absolue : les truies graisseuses appartenant à ces races sont, en effet, de médiocres laitières, et de mauvaises nourrices.

S'il est un animal facile à nourrir, c'est certainement le porc; il accepte et utilise facilement les aliments les plus variés non pas seulement au point de vue de la composition chimique mais de l'état physique; il tolère, notamment, avec une aisance extraordinaire, une nourriture exclusivement liquide.

D'autre part, ainsi que nous l'avons déjà exposé,

la dépendance de cet animal relativement à l'alimentation est très grande ; en sorte qu'on peut le modifier considérablement, soit en bien, soit en mal, de par le fait seul de la nourriture.

Nous ne parlerons ici que des aliments qui le modifient en bien, car ce sont les seuls qui pourront convenir à la truie laitière.

Le gland du chêne diffère beaucoup de composition suivant les régions : il aurait une faible valeur nutritive dans la Haute-Vienne, d'après notre collègue A. Limousin, tandis que dans d'autres régions (Périgord, Bocage Vendéen, Pyrénées, Morvan), il présente une valeur alimentaire incomparable. Il exerce même sur l'organisme du porc une action spéciale ; il le ramène pour ainsi dire vers le type sauvage si l'on en juge pas la densité des tissus, la coloration brune, le goût spécial de la viande qui la rapprochent de celle du sanglier, la fermeté de la graisse, toujours peu abondante, particulièrement du lard, toujours mince, etc.

Les marchands du midi de la France qui vont acheter de jeunes porcs dans le Limousin, accordent leurs préférences à ceux de ces animaux qui ont mangé de la châtaigne ; ils prétendent que cet aliment donne aux jeunes porcs, surtout à leur lard, des qualités qui ne s'effacent jamais complètement : plus que toutes les analyses chimiques, ce témoignage est une démonstration éclatante de la valeur exceptionnelle de la châtaigne dans l'alimentation du porc.

De tout temps on a fait entrer la pomme de terre dans la nourriture de cet animal. Il faut reconnaître cependant que, même à l'état cuit, cet aliment n'a pas la valeur nutritive des précédents ; il n'en rendra pas moins de grands services dans l'alimentation du porc.

Il en est de même, quoiqu'à un moindre degré, du topinambour qui passe pour très lactogène à l'état cru, et constitue, sous cette forme, la nourriture de nuit par excellence.

Très employés dans les régions de l'Est, l'orge et le seigle méritent, en effet, de prendre rang parmi les meilleurs aliments du porc ; mais ils ne valent certainement pas le maïs qui joue un rôle prépondérant dans l'engraissement, pour parler plus exactement dans la période finale de l'engraissement, des porcs américains et français préférés par le commerce de la charcuterie ; ils ne valent pas non plus le pain qu'on emploie de plus en plus dans le voisinage des grandes villes, et qui donne, prétend-on, un lard ferme et savoureux.

En résumé nous sommes obligé d'éliminer ici le gland et la châtaigne, les deux aliments par excellence du porc, en raison de leur action antilaiteuse si intense chez la truie. Les aliments les plus recommandables à cause de leur influence lactogène et de leur digestibilité sont : les soupes faites avec des eaux grasses, du pain, et quelques feuilles de chou ; les buvées épaisses constituées par de bonnes farines bises et quelques pommes de terre soigneusement écrasées ; le topinambour administré à l'état cru.

Les soupes et buvées, données chaudes, constitueront l'aliment essentiel, celui du jour ; tandis que le topinambour sera l'aliment secondaire, celui qu'on mettra, la nuit, à la disposition de la truie laitière.

II

HYGIÈNE DE LA CHIENNE LAITIÈRE

De toutes les femelles domestiques utilisables dans la production du lait-aliment, la chienne est celle qui met au monde les petits les plus imparfaits ; par une harmonie toute naturelle, c'est aussi celle qui produit le lait le plus nutritif.

Chimiquement, ce lait se caractérise par sa teneur élevée en matière albuminoïde (8, 10, 12 p. 100), en graisse (10, 12 p. 100), en matière minérale (10 à 12 gr., par litre) particulièrement en phosphate de chaux (4 gr., environ par litre) ; sa matière grasse paraît complètement dépourvue de stéarine. A l'air libre, le lait de chienne ne subit pas ordinairement le fermentation lactique ; s'il devient acide, c'est plutôt par la formation d'acide butyrique ; en tout cas il ne caille pas, il ne tourne pas, suivant l'expression populaire, avant de se putréfier.

Physiologiquement, ce liquide se distingue par sa caséification rapide et complète sous l'influence de la caséine-pepsine ; le fromage qu'il engendre ne se rétracte presque pas. Quand on ouvre l'estomac d'un jeune chien nourri par sa mère et en pleine digestion, on y trouve parfois un liquide blanc, épais, gluant, ne présentant pas trace de grumeaux ; habituellement, on y rencontre un coagulum grenu, fin, mou, sans odeur, sans saveur acide, d'un goût fade; on n'y rencontre jamais un lactosérum abondant, séparé du caillot, comme dans l'estomac des jeunes herbivores.

L'extrême division et la mollesse du fromage engendré par la présure expliquent la facilité et la rapidité de la digestion gastrique ; nous avons souvent constaté que l'estomac des jeunes chiens est complètement vide quelques heures après la tétée, tandis que celui des jeunes ruminants contient encore des morceaux de fromage vingt-quatre et même quarante-huit heures après un repas de lait copieux.

Le lait de chienne convient-il à d'autres nouveau-nés que les jeunes chiens? Nous n'hésitons pas à répondre par l'affirmative.

L'élevage d'un jeune goret par une chienne n'est pas un fait rare : M. Berger, agriculteur de la Dordogne, nous en a transmis plusieurs cas intéressants. Pour cet observateur et pour d'autres, ce mode d'allaitement est au moins égal, s'il n'est supérieur, à l'allaitement maternel.

L'élevage d'un enfant par la chienne n'a malheureusement pas encore été tenté; mais tout porte à croire que, s'il était convenablement institué, il donnerait d'excellents résultats. Par contre, nous possédons des observations intéressantes sur l'allaitement, par la chienne, de jeunes enfants malades : le docteur Bernard, de Montbrun-les-Bains, aurait obtenu ainsi rapidement la guérison du rachitisme ; inversement, il aurait déterminé des troubles de nutrition des os chez de jeunes chiens élevés avec du lait de femme ; à la Maternité de Paris, les jeunes chiens utilisés, jadis, pour développer le mamelon chez les femmes, étaient tous pris de diarrhée, et mouraient en très peu de temps : la cause n'en était pas dans la toxicité du lait de femme pour les jeunes chiens, ainsi que le croyait l'accoucheur Depaul, mais dans son insuffisance nutritive comme aliment de jeunes êtres dont le développement est, normalement, extrêmement rapide.

A côté de grands avantages, le lait de chienne pourrait avoir, comme aliment des enfants nouveau-nés, quelques inconvénients. Il est possible, en effet, qu'en raison de la petite quantité d'eau qu'il contient, en raison du peu d'acidité qui accompagne sa digestion gastrique, en raison de sa faible action diurétique, il ne soit pas très favorable à ce grand mouvement des liquides organiques qui paraît indispensable à l'accroissement rapide, intense et prolongé des jeunes êtres d'une certaine taille. Inversement, sa richesse en graisse, en caséine et en phosphate de chaux assimilable, le rendent surtout apte à nourrir des êtres précoces chez lesquels la consolidation des tissus, particulièrement des os, se fait rapidement. En somme, il est à craindre que les enfants exclusivement élevés par la chienne ne soient par trop quadraturés, par trop trapus, par trop précoces.

On peut encore reprocher à la chienne sa petite taille et la brièveté de la lactation. Nous croyons cependant que les chiennes rustiques de grande taille et même celles de taille moyenne préférées par les dompteurs dans l'élevage des lionceaux, sont capables de nourrir un enfant pendant un mois et demi à deux mois.

Certains hygiénistes ont craint l'éclosion de la rage chez la chienne nourrice; c'est même cette crainte qui, il y a quelques années, a empêché l'exécution d'expériences projetées par l'Académie de médecine. Cependant, si l'on songe que cette affection est toujours le résultat de l'inoculation, par la dent, du virus rabique; si l'on songe que son éclosion s'annonce, toujours, par des changements manifestes dans le caractère et dans les habitudes du chien, on s'explique peu les craintes des hygiénistes et des médecins.

On s'explique davantage celles du public, devant lequel on agite souvent le spectre de la rage sans lui faire remarquer que cette affection est bien peu de chose, presque rien, à côté de la tuberculose ou de la fièvre typhoïde, qui l'effraient beaucoup moins.

Du reste, l'antipathie du public pour l'allaitement par la chienne repose encore sur un préjugé qu'il sera difficile de déraciner ; l'espèce canine serait naturellement en possession d'une maladie analogue à la blennorrhagie : la fréquence, autour du gland, d'une sécrétion muco-purulente que le vulgaire considère comme un écoulement uréthral, est la cause de cette croyance populaire.

En résumé, malgré son caractère éminemment affectueux et les vertus de son lait, la chienne nourrice sera difficilement acceptée par les savants et par le public.

C'est pourquoi les expériences qui, espérons-le, ne tarderont pas à être instituées pour déterminer cette acceptation, doivent être faites avec une prudence et un soin tout-à-fait exceptionnels. Si nous en étions chargé, nous ferions d'abord l'allaitement des enfants malades ; puis l'allaitement partiel des enfants sains ; enfin et dans le cas seulement où les essais précédents auraient donné de bons résultats, nous procéderions à l'allaitement complet d'un jeune enfant normalement constitué.

Nous disons que nous commencerions par mettre à la mamelle de la chienne des enfants malades. Il est, en effet, un certain nombre d'affections de l'enfance dans lesquelles le lait de chienne paraît absolument indiqué. Parmi elles nous citerons :

1° les troubles de nutrition des os et spécialement le rachitisme dont le lait de chienne constitue, à notre avis, le grand remède, non pas seulement à cause de sa richesse en matière minérale assimilable, mais encore parce que sa digestion gastrique se produit dans un milieu presque neutre, tout au moins faiblement acide ;

2° la misère physiologique, que l'on désigne sous le nom d'athrepsie, et qui est l'aboutissant ordinaire d'une alimentation insuffisante ou d'une affection chronique des organes digestifs ;

3° la scrofule et la tuberculose, que l'on considère aujourd'hui comme deux formes d'une même entité morbide ;

4° un grand nombre d'affections aiguës ou chroniques du tube digestif.

Chez les enfants sains, nous commencerions, avons-nous dit, par l'allaitement partiel ; l'allaitement par la chienne compléterait heureusement l'allaitement maternel dans les cas, malheureusement nombreux, où ce dernier est insuffisant ; il serait aussi un précieux adjuvant dans l'élevage au biberon par le lait de vache : ces deux laits, croyons-nous, se corrigeraient et se compléteraient mutuellement de la façon la plus heureuse.

Enfin, lorsque les essais précédents seraient assez nombreux et assez prolongés pour avoir une signification, nous tenterions d'élever complètement, avec la chienne, un enfant nouveau-né ; une chienne de taille moyenne l'allaiterait pendant les six ou huit premières semaines ; une autre chienne, plus forte laitière, le nourrirait depuis cette époque jusqu'à la fin du quatrième mois ; à partir de ce moment, le concours simultané de deux chiennes serait probablement nécessaire ; mais la première pourrait être employée de nouveau si elle avait été saillie à temps ; de même, la deuxième serait utilisée de nouveau vers le septième mois concurremment avec une nouvelle nourrice.

Voyons sommairement les soins hygiéniques et l'alimentation qui conviendraient à ces animaux.

D'abord, comme toutes les autres femelles domestiques, la chienne nourrice doit vivre au grand air ; comme toutes les autres femelles, elle a besoin d'un certain exercice dont l'intensité et la durée seront en rapport avec la nature des aliments. Quant aux soins de propreté, ils sont trop connus pour que nous nous y arrêtions.

On est loin de s'entendre aujourd'hui sur l'alimentation du chien domestique. Les uns prétendent que cet animal est essentiellement carnivore, et que tout autre aliment que la viande ne saurait lui convenir ; d'autres, non moins autorisés, déclarent que l'alimentation carnée amène fatalement, chez le chien, des troubles nutritifs ; que sous son influence, l'organisme s'encombre peu à peu de produits de déchet, déterminant à la longue des altérations locales (affections de la peau) et une véritable intoxication.

Il est facile de concilier ces deux opinions. Il est bien vrai, en effet, que le chien est naturellement carnivore et que tout autre aliment que la viande ne lui convient pas exactement ; mais il est non moins vrai, qu'à l'état domestique, cet animal ne peut, sans un exercice suffisant, transformer complètement un aliment aussi nutritif ; il le peut d'autant moins que les repas sont souvent trop copieux et toujours trop fréquents : M. Bouchard et ses élèves diraient qu'alors, chez cet animal, la nutrition se ralentit ; nous, qui n'osons concevoir ni traduire aussi simplement les transformations chimiques les plus complexes et les moins connues qu'il soit possible d'imaginer, nous disons seulement qu'il y a trouble de la nutrition. Jusqu'à un certain point, le chien nourri de viande se trouve en face de ce dilemme : la santé avec le travail, ou la maladie avec le repos. L'homme et tous les animaux recevant une alimentation très alibile, surtout très azotée, sont dans le même cas, quoique à un moindre degré.

Quand on parle de régime carné, on ne distingue

pas habituellement les divers tissus : muscles, graisse, foie, os, etc. ; cependant leur valeur nutritive est bien différente.

Quoique nous ne possédions pas de recherches sur la valeur alimentaire des os et surtout de la moelle qu'ils contiennent, il est permis de la considérer comme très supérieure à celle de la viande ; c'était l'opinion des anciens physiologistes et médecins qui considéraient la moelle comme étant le siège des actes nutritifs les plus élevés, de la tierce coction ; c'était aussi l'opinion du docteur Rabelais dont la belle expression « substantifique moelle » est connue de tous.

Il faut se garder, du reste, d'assigner à la moelle des os un rôle physiologique analogue à celui du tissu adipeux.

Elle constitue, il est vrai, une réserve nutritive comme ce dernier tissu ; mais les glycérides qu'elle contient ne sont pas les mêmes que ceux de la graisse de couverture ou intermusculaire, *a fortiori*, que ceux de la graisse interne (le point de fusion notamment est beaucoup plus bas). En outre, cette réserve peut exister chez un animal très vigoureux qui n'a ni graisse sous-cutanée ni suif ; il n'est pas rare de rencontrer des taureaux en très bon état et puissamment musclés qui, après l'abatage, n'ont presque pas de graisse interne ou sous-cutanée, et qui possèdent néanmoins une moelle osseuse plus ferme que celle des vaches et des bœufs de bonne qualité.

Rappelons à ce sujet un fait très méconnu : dans les os des membres, la moelle est d'autant plus fluide qu'on se rapproche davantage de la périphérie ; tandis que celle du fémur et de l'humérus est dense, chez un mouton ou un bœuf en bon état, celle des métacarpiens, des métatarsiens et des phalanges est molle, huileuse : l'extraction de l'huile de pieds de mouton, de bœuf, etc., repose sur cette richesse en oléine de la moelle périphérique. Nous ne pouvons nous empêcher de faire ici un rapprochement : la consistance de la moelle d'un os, conséquemment son poids, sont en rapport avec l'étendue et la rapidité des mouvements du segment du membre dont cet os constitue la base anatomique.

La moelle osseuse n'est pas seulement une réserve nutritive ; elle paraît jouer encore un rôle important, malheureusement peu connu, dans les phénomènes de sanguification.

En somme, si, au point de vue alimentaire, la graisse en général est supérieure aux muscles, la moelle est supérieure à la graisse ; et les chiens, admirablement doués au point de vue de la mastication, doivent être surtout nourris d'os. Les os tendres, les extrémités épiphysaires des os durs, etc. ne résistent pas à leur puissante mâchoire ; mais les os très durs et la diaphyse des os longs déterminent rapidement l'usure des dents : ils doivent être rejetés.

Trop échauffants et pas assez lactogènes pour pouvoir constituer uniquement la nourriture de la chienne nourrice, les os tendres, les os à moelle seront administrés en même temps que de la viande du cheval ou du bœuf, suivant les circonstances.

Les éleveurs de chiens prétendent reconnaître, à la seule inspection des excréments des jeunes chiens, si la chienne qui les élève est nourrie de viande de bœuf ou de viande de cheval; dans le second cas les excréments sont beaucoup plus mous, beaucoup plus huileux que dans le premier. D'une manière générale, la viande de bœuf sera donc préférée à celle du cheval : nous ne serions pas étonné néanmoins que cette dernière ne présentât quelques avantages dans le cas où l'on voudrait produire un lait peu échauffant et d'une grande digestibilité.

D'après nos recherches, le lait d'une chienne nourrie de pain, de soupe, de légumes, etc., est plus acidifiable et d'une digestion plus difficile que celui d'une chienne nourrie exclusivement de viande; le fromage qu'il engendre sous l'action de la présure est certainement plus rétractile ; néanmoins, on pourra utiliser ces aliments très lactogènes toutes les fois que le lait sera destiné à des jeunes êtres suffisamment robustes.

La plupart des chiens préfèrent le pain bis au pain blanc, comme les autres animaux domestiques du reste. Ceci nous conduit à dire quelques mots d'une question extrêmement importante, toute d'actualité et que personne, jusqu'ici, n'a bien posée.

L'enrichissement excessif des terres (fumiers et engrais chimiques) favorisant une végétation rapide, luxuriante mais aqueuse, pauvre surtout en principes astringents et aromatiques; la culture de nouveaux *blés à grand rendement*, peu germeux, en pauvres gluten et maigres; la destruction partielle de l'huile pendant la maturité du grain sur pied, toujours trop longue; la substitution aux moulins à pierre des *moulins à cylindres* qui enlèvent facilement les *germes* et *oxydent* quelque peu la matière grasse; l'emploi de *levures* qui, en boursoufflant énormément la pâte, permettent de *cuire rapidement* à de *hautes températures*, sont les causes essentielles de la transformation progressive de notre pain quotidien qui est devenu ainsi d'une belle couleur, d'un goût fin s'associant bien à celui de certains mets délicats et d'une grande digestibilité.

Malheureusement, chez les individus consommant peu de viande, il s'est montré *insuffisam-*

ment nutritif, peu favorable au développement du squelette, particulièrement *des extrémités*; chez les petits mangeurs qui sont aussi, habituellement, de petits buveurs comme chez tous ceux qui font un usage modéré des deux grands aliments-lest du Nord (choux et pommes de terre), il a conduit à une certaine atrophie de l'intestin se traduisant par d'incurables dyspepsies.

Nous ignorons si, par la suppression du dégermage, les moulins à cylindres rendraient au pain les qualités qu'il a perdues, tout en lui conservant celles qu'il a acquises, mais ce que nous pouvons affirmer, après une longue enquête, c'est qu'on peut obtenir un pain légèrement jaune à goût de noisette se mariant absolument à celui du lait, du beurre, du fromage et des fruits, d'une haute valeur nutritive, favorable surtout au développement du squelette, légèrement rafraichissant et facile à conserver, en se conformant aux indications suivantes :

1° Prendre un *ancien blé français* venu sur un sol d'une *fertilité modérée*, plus spontanée qu'acquise;

2° Couper ce blé légèrement jaunissant, *verdelet* suivant l'expression des paysans provençaux et le mettre aussitôt en moyettes;

3° Utiliser le grain *un ou deux mois* après la moisson;

4° Choisir, pour la mouture, des *moulins à eau à grosses meules* et s'assurer, avant l'opération, qu'elles sont *froides*;

5° Moudre avec une *certaine lenteur* (pour faciliter la décortication et diminuer l'échauffement, il est avantageux d'étendre le grain en couche mince, dans un endroit frais et humide, pendant les deux ou trois jours qui précéderont la mouture);

6° *Blutter finement* pour séparer la fleur de la farine, très jaune dans ce cas;

7° Faire la pâte avec une *quantité modérée d'une eau très douce et pétrir à la main;*

8° Employer exclusivement le levain de pâte;

9° Cuire pendant une heure et quart environ dans un four construit et chauffé comme l'étaient jadis les fours des campagnes.

III

HYGIÈNE DE LA JUMENT LAITIÈRE.

De tous nos animaux domestiques, le cheval est celui qui vient au monde dans le plus grand état de perfection physique : on en a vu, nés à la suite des armées, accomplir dès les premiers jours de longues étapes.

Relativement à l'alimentation, c'est aussi celui qui mange le plus tôt ; du reste il faut bien qu'il en soit ainsi puisque, de bonne heure, les aliments solides lui sont indispensables.

Rien d'étonnant dès lors à ce que le lait qui lui est destiné soit tout autant une boisson salée qu'un aliment de croissance. Très aqueux, très riche en chlore et en soude, le lait de jument est, en effet, pauvre en matières albuminoïdes, pauvre en graisse, et plus pauvre encore en éléments minéraux de croissance (acide phosphorique et terres).

De par l'analyse chimique seule, il paraît donc impropre à l'allaitement artificiel des enfants ; mais si on tient compte de son effet laxatif, dû non seulement à l'état huileux de la matière grasse, mais encore à la teneur élevée en sucre ; si on tient compte de son action diurétique, résultant de la proportion d'eau et surtout de la quantité de chlorure de sodium qu'il contient; si on tient compte, enfin, de l'intensité des fermentations qu'il subit dans l'intestin et de leurs conséquences, ses dangers, s'ajoutant à son insuffisance nutritive, le feront proscrire formellement, *a priori*, dans l'alimentation des enfants du premier âge.

Malheureusement, tous les médecins ne l'ont pas compris ainsi, et l'un d'eux, le docteur russe Bërling, a donné la démonstration pratique de cette insuffisance et de ces dangers dans sa tentative d'allaitement artificiel du hameau impérial de Saint-Pétersbourg. Tous les enfants eurent de la diarrhée (quatre, cinq, six selles par jour) : l'un d'eux présenta même tous les signes du *cholera infantum ;* aucun ne put supporter longtemps cette alimentation. Malgré la diarrhée, malgré les vomissements, les enfants augmentaient de poids; mais les chairs étaient molles, et le teint de plus en plus pâle.

Trompé par cette augmentation de poids qui a fait commettre, du reste, tant d'erreurs, le docteur russe pensa que l'insuccès de son entreprise dépendait des conditions défectueuses dans lesquelles se trouvèrent, à un moment donné, les juments nourrices.

Il est possible, en effet, que la gravidité des juments; que le régime du vert auquel elles étaient soumises aient eu leur part dans la production des

accidents cités plus haut ; mais ils n'en étaient pas
les principales causes ; pour les raisons déjà ex-
posées, le lait de jument ne saurait, en aucun cas,
convenir à l'élevage d'un enfant.

Quand on lit attentivement la relation du docteur Bërling sur cette tentative d'allaitement artificiel, on acquiert presque la conviction que les
enfants étaient intoxiqués, dans une certaine limite,
par le lait de jument. Des observations, malheureusement trop peu nombreuses, nous portent à
admettre qu'il en est ainsi dans tous les cas d'allaitement artificiel : le lacto-sérum résultant de la
coagulation du lait dans l'estomac serait, comme
le sérum du sang, plus ou moins toxique pour un
animal d'une espèce autre que celui qui a produit ce lait, et cette toxicité naturellement plus
grande pour le lait cru que pour le lait cuit, pour
le lait sortant de la mamelle que pour le lait rassis. Elle varierait aussi avec les espèces considérées : pour l'enfant, par exemple, le lait de jument
serait plus toxique que celui d'ânesse, celui d'ânesse
plus que celui de chèvre, ce dernier plus que celui
de vache.

Ainsi s'expliquerait l'action de certaines nourrices sur le système nerveux des nourrissons : les
enfants allaités par la chèvre sont parfois très
irritables, très nerveux ; une pouliche élevée par
des chèvres devint absolument intraitable ; il pa-

raît que les jeunes chiens bouviers nourris au biberon avec du lait de vache, présentent fréquemment, vers l'âge de cinq à six mois, des accès éclamptiques qu'on a pris parfois pour des accès de rage ; les enfants allaités par des femmes coléreuses seraient très exposés à des attaques épileptiformes.

Ainsi s'expliquerait l'action curative des laits de chèvre, d'ânesse, de jument dans certaines affections de l'homme ; en modifiant le milieu intérieur, ils s'opposeraient à la vie de divers germes pathogènes : ainsi, il paraît bien vrai que le lait de chèvre, pris au sortir de la mamelle, a une influence curative dans certaines formes de tuberculose ; il en serait de même du lait de jument dans les vieilles affections pulmonaires ; enfin il n'est pas impossible que le lait d'ânesse ne nuise à l'évolution de la syphilis héréditaire.

Le lait de jument peut rendre quelques services dans la thérapeutique comme aliment-médicament.

D'abord, quelques-uns de ses principes immédiats, spécialement la matière grasse, étant très assimilables, ce liquide conviendra pour des malades adultes très amaigris, et dont les fonctions digestives sont imparfaites. Dans certaines régions de la France, en Normandie par exemple, les paysans emploient le lait de jument dans toutes les affections chroniques de la poitrine, et lui accordent une valeur presque spécifique. Nous ignorons ce qu'il y a de vrai dans cette opinion ; mais, ce qui nous paraît certain, c'est que ce lait doit combattre efficacement, tout au moins, la consomption qui est l'aboutissant final de ces diverses maladies.

En raison de son action diurétique intense, le lait de jument est indiqué, nous semble-t-il, comme aliment-médicament dans bon nombre d'affections du cœur, du rein, etc., dans la maladie de Bright entre autres.

Cependant, il faut reconnaître que l'emploi de ce liquide, à l'état naturel, sera toujours restreint, à moins qu'on ne lui découvre une action spéciale, pour ne pas dire spécifique, dans certaines maladies.

Jusqu'à ce moment, le lait de jument sera presque exclusivement utilisé dans la production des laits fermentés où il est, on peut dire, sans rival.

L'emploi de l'arian, du koumys et du kéfir est encore peu généralisé. On se figure habituellement que cela tient à ce que les femelles dont le lait est ainsi transformé, doivent recevoir une nourriture particulière qui ne peut leur être donnée que dans certaines conditions et sous certains climats. On dit, par exemple, que les juments des steppes, qui vivent continuellement au grand air et ne se nourrissent que de plantes vertes, la plupart très aromatiques, fournissent seules un lait convenant à la fabrication du koumys. Que ce lait, par sa richesse en sucre, par les essences qu'il contient, par la facilité avec laquelle il fermente, convienne, en effet, particulièrement à cette fabrication, nous n'en doutons pas ; mais, ce que nous ne pouvons admettre, c'est que le lait des juments vivant dans de riches prairies, dans les prairies normandes, dans les prairies d'altitude du Jura, des Pyrénées, du Cantal, etc., ne puisse avoir une pareille destination. Ce qui manque, en France, ce ne sont pas les animaux et les régions favorables à l'industrie des laits fermentés ; ce sont plutôt les individus initiés aux secrets de leur fabrication.

Cela est d'autant plus regrettable que le koumys peut rendre de grands services dans le traitement de bon nombre de maladies consomptives, de diverses affections du tube intestinal, et particulièrement des troubles locaux (gastriques) et généraux résultant de l'abus des boissons alcooliques.

Puisque le hideux alcoolisme fait des progrès incessants, en France comme ailleurs, les affections tributaires des laits fermentés augmentent, et la création de stations pour la cure au koumys est de plus en plus utile.

Les principaux usages du lait de jument étant ainsi connus, voyons rapidement l'hygiène et l'alimentation de cette femelle domestique.

Et d'abord, pour des raisons physiologiques

encore inconnues, le cheval ne peut conserver la santé dans le repos complet. Tandis que le lapin vit et engraisse sur une planchette à peine aussi large que sa base de sustentation ; tandis que le mouton, le bœuf, le porc, etc., s'accommodent facilement et pendant plusieurs années d'un régime de stabulation qui est trop souvent une quasi-immobilité, le cheval présente, dans les mêmes circonstances, des troubles nutritifs et circulatoires que de légères promenades font rapidement disparaître : tout le monde sait que cet animal, laissé au repos, à l'attache, mange mal et se nourrit imparfaitement ; qu'il a bientôt de l'œdème aux quatre membres. Si, chez un cheval fortement alimenté, la période de repos est assez longue et assez complète, il n'est pas rare d'observer des accidents congestifs, apoplectiques, des paralysies subites, lors de la reprise du travail : tous ces accidents démontrent la grande dépendance du cheval relativement au mouvement, dépendance qui est à rapprocher de celle dont nous avons parlé plus haut dans l'étude de l'influence des aliments sur l'organisation des animaux domestiques.

Très utile à toutes les femelles laitières, l'exercice est pour ainsi dire indispensable à la jument. On pourrait presque en dire autant des soins de propreté.

Tous les praticiens sont d'accord, aujourd'hui, sur la grande importance de l'émonction cutanée chez le cheval. Ils savent que lorsque le poil d'hiver, long et fourré, n'est pas débarrassé des poussières et des produits d'excrétion qu'il retient si facilement, il en résulte souvent de véritables intoxications ; le rein, travaillant pour son compte et pour celui de la peau, ne résiste pas parfois à ce surcroît d'activité ; de là des néphrites fréquentes, aboutissant rapidement à l'hydropisie. En outre, il paraît certain que chez les juments en lactation dont la peau est sale, des substances toxiques s'éliminent par le lait : le pissement de sang, si fréquent et si grave chez les muletons poitevins est attribué, par les paysans, à la composition chimique du lait dont ces animaux se nourrissent. Cette opinion est partagée par le vétérinaire Bernardin qui accuse spécialement le lait des juments à peau sale, mal tenue, inculte. Ce ne peut être là, évidemment, qu'une cause occasionnelle de l'hématurie.

L'alimentation de la jument laitière variera suivant la destination économique de son lait.

Si ce liquide doit servir à la fabrication du koumys, le régime du pâturage est particulièrement indiqué. Dans le cas où ce régime serait impossible, les aliments verts resteraient quand même la base de la nourriture ; mais le lait serait alors fatalement moins aromatique : certaines essences, en effet, sont tellement oxydables, que le temps indispensable pour faucher, ramasser, transporter et distribuer l'herbe, suffit pour les rendre inassimilables.

Aux aliments verts, nécessairement aqueux et débilitants, il faut associer la paille de blé et une petite quantité d'avoine.

Si le lait doit être utilisé comme aliment médicamenteux, la proportion des aliments secs et des grains sera augmentée ; parfois même les aliments verts seront complètement supprimés. Pour une jument de forte taille, soumise à des promenades régulières, la ration comprendra alors : de la paille de blé (à discrétion), du bon foin de première coupe (3 ou 4 livres), de l'avoine (10 à 12 litres) et de la farine d'orge (1 ou 2 litres) en barbotages épais.

IV

HYGIÈNE DE L'ANESSE LAITIÈRE.

Introduit dans la thérapeutique française lors de la cure célèbre de François Ier, le lait d'ânesse n'a acquis, chez nous, une véritable importance qu'à la suite des recherches relativement récentes du professeur Parot sur l'allaitement des enfants syphilitiques.

Il y quelques années l'ânesse nourrice avait, parmi les grands médecins, d'enthousiastes partisans; on lui reprochait seulement de donner une petite quantité de lait, et grâce encore à l'action excitante de l'ânon qui en absorbe une bonne part. Aujourd'hui, les préférences du monde médical se portent vers les laits stérilisés; on parle peu du lait d'ânesse; et si on en parle, c'est plutôt pour le critiquer. Il nous semble que l'ânesse nourrice ne mérite ni un tel honneur, ni un tel dédain; son lait présente, en effet, des propriétés chimiques et physiologiques spéciales qui permettent de l'utiliser avantageusement dans certains cas.

Chimiquement, ce liquide se distingue par la faible proportion des matières albuminoïdes; par la richesse en oléine de la matière grasse, également peu abondante; par la teneur en sucre, relativement élevée ; d'après nos analyses, sa matière minérale (d'un poids moyen de 5 à 6 grammes par litre environ) contiendrait beaucoup plus d'acide phosphorique que de chlore, beaucoup plus de chaux que de métaux alcalins ; la soude serait aussi abondante et même plus abondante que la potasse. Par l'action de l'ébullition, le lait d'ânesse coagule en petits grumeaux assez abondants. A l'air libre, il fermente plus vite que les laits de ruminants : sa conservation est difficile.

Physiologiquement, il est remarquable par les particularités de sa digestion gastrique (formation d'un fromage grenu et mou facilement accessible à l'action du liquide stomacal), et par l'influence rafraîchissante, laxative, qu'il exerce sur l'intestin.

D'après ces caractères chimiques et physiologiques, on devine facilement les avantages et les inconvénients du lait d'ânesse dans l'alimentation des enfants du premier âge. Sa grande digestibilité le rend supérieur au lait des ruminants pour les enfants malades ou très affaiblis, chez lesquels la digestion est très laborieuse, très incomplète (enfants syphilitiques, athrepsiques, etc.) ; son insuffisance nutritive doit le faire éloigner, de la façon la plus absolue, de l'allaitement des enfants normalement constitués auxquels il donne, quoi qu'on en ait dit, un teint pâle et des chairs molles.

Bien que l'ânesse nourrice supporte, mieux que la jument, la stabulation permanente, il est prudent de la soumettre à des promenades régulières ; quoiqu'elle se contente d'une nourriture médiocre, il faut néanmoins lui donner des aliments très alibiles, ne serait-ce que pour augmenter la valeur nutritive de son lait.

D'abord, il faut proscrire le régime du vert qui exagère singulièrement, chez cette femelle, la tendance du lait à subir, *in vitro*, et plus encore dans l'estomac, une fermentation acide intense, facilitant la rétraction du fromage et nuisant considérablement à sa digestion ; qui augmente, en outre, la teneur en oléine d'un liquide déjà trop pauvre en matières grasses et en acides gras solides.

Plus que tout autre aliment vert, la luzerne détermine ces modifications du lait. On en vit bien la preuve le jour où l'on en distribua aux ânesses des Enfants-Assistés, à Paris : les enfants furent pris de violentes coliques et de diarrhée. Même chez la vache, la luzerne verte produit un lait très fermentescible occasionnant, chez les enfants qui s'en nourrissent, des troubles digestifs : il n'est pas, dans le midi de la France, une éleveuse d'enfants qui, pour cette raison, ne la proscrive absolument dans l'alimentation de la vache nourrice.

D'anciens médecins ont conseillé de donner du maïs-fourrage aux ânesses dont le lait était destiné à des enfants malades. Il est possible que cet aliment n'exerce pas, sur la composition chimique du lait, la même action que les autres aliments verts ; mais il nous paraît douteux qu'il augmente la digestibilité de ce liquide.

Jusqu'à nouvel ordre nous recommanderons, pour l'ânesse nourrice, les deux rations suivantes :

1° Pour obtenir un lait très digestible : paille de blé (à discrétion) ; foin de première coupe (2 à 3 livres) ; carottes rouges (4 à 5 livres) ; farine d'orge (1 litre) imbibée d'un peu d'eau chaude et mélangée aux carottes quelques heures avant le repas ;

2° Pour obtenir un lait plus nutritif, on remplacera les carottes par quelques litres d'avoine : dès lors, la farine d'orge sera distribuée en barbotages tièdes très épais.

V

HYGIÈNE DE LA BREBIS LAITIÈRE

Jusqu'ici, le lait de brebis a été surtout utilisé dans la fabrication du fromage ; il caille, en effet, facilement, et fournit un caséum volumineux, peu rétractile, qui emprisonne une grande quantité de matière grasse : à ce point de vue, il n'a de supérieur que le lait de chienne.

Son utilisation, comme aliment, est encore très restreinte. Cependant les Arabes du sud de l'Algérie le préfèrent, dit-on, au lait de chèvre, à cause de sa grande valeur nutritive ; les nourrisseurs bordelais bonifient le lait de vache en y ajoutant une petite quantité de lait de brebis : à Lyon, à Bordeaux, etc., le lait de brebis sert à préparer un certain nombre de mets pour la confection desquels on emploie, ailleurs, le lait de vache : ici ce lait est sans rival ; enfin, dans certaines régions, il entre, pour une petite part, dans l'alimentation des petits enfants.

Le principal reproche qu'on puisse adresser à la brebis, c'est de donner une petite quantité de lait ; les races béarnaises, du Larzac et de Millery, que nous avons déjà citées comme grandes laitières, ne fournissent guère qu'un litre de lait par jour quand elles se trouvent dans les conditions les plus favorables à l'activité de la mamelle. Nous croyons, néanmoins, que cette femelle est appelée à jouer un rôle important en hygiène et en thérapeutique.

Si le lait qu'elle produit est trop fromageux pour pouvoir être administré, sans une forte dilution préalable, à des enfants nouveau-nés, il peut entrer facilement dans l'alimentation des enfants âgés de quelques mois ; il rendrait de grands services au moment du sevrage, pour établir la transition entre les aliments liquides et les aliments solides : il fournirait alors aux enfants une quantité de caséine, de graisse et de phosphate de chaux très supérieure à celle qu'ils trouvent dans les meilleurs laits de chèvre ou de vache.

Par suite de sa richesse en une matière grasse d'une haute valeur nutritive, le lait de brebis doit être considéré comme un aliment précieux dans les maladies consomptives, spécialement dans la tuberculose ; rien de plus agréable à boire, rien de plus moelleux, de plus gras, de plus aromatique, rien qui conviendrait mieux à ces pauvres cachectiques, incapables de digérer une nourriture un peu forte, que le lait des brebis béarnaises pâturant dans la montagne, ou que le lait des brebis du Larzac parcourant les causses de cette région.

Nous avons déjà dit que la brebis laitière est d'une extrême fragilité; il faut donc lui prodiguer des soins tout particuliers. Si elle vit aux champs, l'eau contenue dans les plantes ou déposée à leur surface, exercera sur son organisme la plus fâcheuse influence : on a dit, avec juste raison, que l'eau est le grand ennemi du mouton et plus encore de la brebis nourrice. C'est pour cette raison que les landes, avec leurs graminées petites et dures, avec leurs bruyères, sont supérieures, sous ce rapport, aux meilleures prairies : dans le Limousin et dans tous les pays très irrigués, très humides, on se garde de conduire les brebis nourrices à la prairie où elles contractent rapidement la cachexie aqueuse ; on les mène de préférence sur le sommet des monts où l'ajonc nain fournit, en tout temps, une nourriture aussi saine que substantielle.

Les bergères de la Haute-Vienne que nous avons consultées, nous ont affirmé que cette dernière alimentation était aussi très favorable à l'élevage des agneaux : les troubles digestifs, si fréquents chez ces derniers lorsque les brebis qui les nourrissent ne reçoivent que des aliments secs à la bergerie ou pâturent sur des prairies grasses et humides, sont extrêmement rares dans le cas où ces animaux vont à la lande, c'est-à-dire à l'ajonc nain.

Dans certaines localités de l'Albigeois, on combat heureusement l'influence nocive des herbes aqueuses et peu nutritives par la distribution du feuillard de chêne que l'on considère comme plus nutritif et plus tonique que les autres branches d'arbre ; dans d'autres régions on préfère le feuillard de saule. Dans le Berry, les brebis laitières reçoivent, à la bergerie, des feuilles d'orme, les moins astringentes, les plus grasses et les plus engraissantes de toutes les feuilles quand les arbres qui les fournissent végètent en bonne terre. Nous avons fréquemment observé que les excréments des moutons et des chèvres mangeant de la ramille verte d'orme, étaient entourés d'une mousse fine et blanche très abondante ; les bergers que nous avons interrogés sur ce point ont tous été d'avis que c'était là un signe non équivoque d'une parfaite digestion ; et ce qui semble leur donner raison, c'est que ce caractère singulier des excréments, que nous n'avons rencontré jusqu'ici que dans l'alimentation avec les feuilles d'orme, coïncide toujours avec un bon état général.

Très recommandées par Daubenton, les feuilles de lierre constituent, pour la brebis, aussi bien que pour la chèvre, une nourriture incomparablement alibile et tonique.

Partout, les grains sont considérés comme un aliment concentré de premier ordre, très utile surtout lorsque les brebis laitières vont aux champs.

Parmi ces grains, l'avoine occupe une place à part, en raison de la vigueur, du sang, qu'elle donne à des animaux qui en ont naturellement si peu. Rappelons, à ce sujet, un fait d'observation dont nous avons été souvent témoin. A l'aspect rouge vif de certains muscles, notamment du triangulaire, du sternum, les bouchers parisiens reconnaissent facilement, parmi les agneaux exposés en vente à la criée des halles centrales, ceux qui ont mangé de l'avoine : c'est une preuve nouvelle en faveur de l'action spéciale de ce grain sur la formation du sang et des muscles; c'est aussi une preuve de sa valeur nutritive pour les brebis laitières.

Nourrie en stabulation la brebis fournit, en petite quantité, un lait extrèmement gras, d'une digestion difficile ; nourrie aux champs (dans les landes, dans les chaumes, dans les prairies d'altitude, etc.), elle produit, en plus grande quantité, un lait plus aromatique et plus digestible : le régime du pâturage s'impose donc pour cette femelle laitière. Il sera complété par l'administration, à la bergerie, de bons regains d'altitude et de grains (alternativement de l'avoine et de l'orge).

Lorsque les aliments verts feront défaut (ce qui arrivera fatalement pendant la mauvaise saison), on les remplacera par des carottes rouges, de l'avoine et de l'orge cuits.

Dans les cas rares où la brebis sera condamnée

à la stabulation permanente, son régime d'été comprendra : du fourrage sec (regains de montagne), du fourrage vert (sainfoin, herbe, plantes des chaumes, jardins et cultures sarclées), des grains (orge cru) ; son régime d'hiver sera constitué par des aliments secs (3 ou 4 livres de regain de pré d'altitude), par des racines (3 ou 4 livres de carottes rouges), par des grains cuits (orge et avoine mélangés, 2 litres) qu'on pourra remplacer, de temps à autre, par des croûtes de pain.

En tout temps, on pourra utiliser le marron d'Inde que les petits ruminants appètent beaucoup, et qui constitue, pour eux, une nourriture exceptionnellement alibile et tonique, incomparablement supérieure à la betterave, à la carotte, à la pomme de terre et au topinambour. Il donne à la viande de la couleur et un goût particulier rappelant celui des animaux paissant dans les montagnes ; il produit, en quantité notable, un lait de bonne qualité : double raison pour ne pas le laisser perdre, ainsi qu'on l'a fait inconsciemment jusqu'ici.

VI

HYGIÈNE DE LA CHAMELLE LAITIÈRE

Malgré le rôle qu'il a joué dans l'histoire; malgré les services immenses qu'il rend encore dans une grande partie de l'ancien monde; malgré son organisation si particulière et si intéressante; malgré ses remarquables aptitudes, le chameau n'est guère considéré, en dehors du pays qu'il habite, que comme un objet de curiosité; les physiologistes et les zootechniciens eux-mêmes ne l'étudiant que d'une façon secondaire, pour ainsi dire accidentelle.

Il n'en sera pas de même ici. Nous avons même accordé à la chamelle laitière un rang assez honorable dans la hiérarchie des femelles domestiques qui nous intéressent; et cela pour deux raisons principales : la première, c'est que le lait de chamelle est un des aliments les plus essentiels des populations arabes ; la seconde, c'est que ce liquide possède des propriétés chimiques et physiologiques tout à fait spéciales qui en font un des types les plus intéressants que nous ayons à examiner dans ce travail.

Ce que nous avons dit précédemment sur la débilité du jeune chameau et la durée exceptionnelle de son allaitement (dix à douze mois dans le Tell, douze à treize mois dans le Sahara, quinze à seize mois dans l'élevage du méhari ou dromadaire de course), font supposer que le lait de chamelle s'éloigne beaucoup, chimiquement et physiologiquement, du lait des autres ruminants.

Chimiquement, il est remarquable par la richesse en oléine de sa matière grasse, par sa teneur élevée en sucre, par sa grande minéralisation (10 grammes de cendres par litre environ); d'après nos analyses, ces cendres contiennent près de deux parties de chlore pour une d'acide phosphorique, beaucoup plus de potasse et de soude que de chaux et de magnésie.

Physiologiquement, le lait de chamelle se distingue par le coagulum floconneux qu'il engendre sous l'influence de la présure, soit *in vitro*, soit dans l'estomac; par la facilité et la rapidité de sa digestion gastrique, et par son action légèrement laxative : « Viens chez moi rafraîchir tes dattes, » dit l'Arabe à celui qu'il invite à boire du lait de chamelle.

Nous avons vu plus haut que cette femelle domestique ne pouvait être avantageusement utilisée ni dans l'industrie beurrière, ni dans l'industrie fromagère; par contre, elle convient particulièrement à la production du lait-aliment.

D'abord, puisque son lait est peu fromageux

tout en étant très minéralisé, elle doit constituer une précieuse nourrice pour des nouveau-nés autres que ceux de son espèce : un certain nombre de faits semblent démontrer la vérité de cette conception *a priori*.

Dans le Sahara et en Syrie, on donne du lait de chamelle aux poulains de haute lignée dès qu'ils ont atteint l'âge de quinze jours ou trois semaines ; ces jeunes animaux acquièrent ainsi une force musculaire, une vigueur et une résistance qui les rendent très supérieurs aux chevaux de même race, élevés autrement.

Nous connaissons malheureusement peu l'influence du lait de chamelle sur les enfants du premier âge. D'après le docteur Perrou, il hâte et affermit l'ossification ; mais cette action ne peut être due, comme le pense cet auteur, à la quantité de phosphate de chaux, toujours plus faible que dans le lait des autres ruminants ; elle résulterait plutôt, selon nous, des conditions de sa digestion.

Il est toujours téméraire de vouloir déterminer la valeur, comme nourrice, d'une femelle domestique, d'après l'analyse de son lait ; on nous permettra de dire, cependant, que la chamelle doit être supérieure, sous ce rapport, à l'ânesse, peut-être même à la vache et à la chèvre.

Nous nous demandons vainement pourquoi des

essais n'ont pas été faits, en Europe, et particulièrement en France, pour établir la valeur de cette nourrice. A-t-on craint que la chamelle ne produisît, dans un pays tempéré ou froid, une quantité suffisante de lait? Mais on a oublié alors que cette femelle est une grande laitière ; qu'elle donne jusqu'à 15 et 20 litres de lait par jour, et qu'un changement de climat ne saurait la tarir. A-t-on craint que la chamelle laitière supportât difficilement les températures rigoureuses? Mais on n'a pas songé, dans ce cas, que le chameau à deux bosses vit dans certaines régions froides de l'Asie, et qu'il s'acclimate facilement dans des régions, non moins inclémentes, de la Russie d'Europe.

Nous nous demandons également pourquoi le lait de chamelle n'a pas été essayé jusqu'ici dans l'hygiène et la thérapeutique de l'adulte : il est presque aussi digestible, et certainement beaucoup plus alibile que le lait d'ânesse. A-t-on pensé que les malades s'habitueraient difficilement à son goût salé et à son arrière-goût désagréable? Mais il suffirait certainement de quelques jours pour cela. A-t-on supposé que le prix de revient de ce lait serait considérable, sous notre climat? Mais il faudrait, alors, que la faculté laitière de la chamelle baissât beaucoup, car cet animal est d'un prix peu élevé, et son entretien facile et peu coûteux. En réalité nous ne voyons aucun motif de remettre des expériences qui devraient déjà être faites.

Comme la chèvre, la chamelle possède un tempérament sec, nerveux, qui s'accommode difficilement d'une alimentation molle, aqueuse : l'herbe des prairies grasses et humides, les fourrages artificiels, considérés à l'état vert, lui conviennent donc beaucoup moins qu'à la vache. D'après le vétérinaire Wallon, qui a fait sur le dromadaire une excellente monographie, cet animal recherche surtout les *Cactus*, les *Cynara*, les *Arundo*, spécialement l'*Arundo festucoides*, les *Quercus*, etc., c'est-à-dire les herbes hautes, les arbustes et les arbres. L'aliment concentré qu'il préfère, et dont on fait grand usage dans les caravanes, est l'orge, qu'on administre sous forme de bols ; à défaut d'orge, on lui donne habituellement des fèves.

Contrairement au proverbe : sobre comme un chameau, cet animal est un gros mangeur ; il est aussi grand buveur, mais il supporte difficilement une quantité trop considérable d'eau : aussi, se garde-t-on de le laisser boire à discrétion lorsqu'il a grand soif.

Si la chamelle était utilisée, un jour, sous notre climat, dans la production du lait-aliment, il faudrait la soumettre à une alimentation aussi rapprochée que possible de son alimentation ordinaire. On conserverait, d'abord, précieusement l'usage de l'orge qui nourrit bien et donne du bon lait ; on remplacerait les *Cactus* et les *Cynara* par les plantes hautes des chaumes et des cultures sarclées (cirses, chardons, laiterons, etc.) ; on pourrait substituer au besoin l'*Arundo* jeune des bouches du Rhône et autres régions du littoral méditerranéen, à l'*Arundo* d'Afrique ; il serait facile d'administrer une petite quantité de ramille de chêne qui vaudrait bien celle que la chamelle mange spontanément dans les pays chauds ; enfin, les bons foins entreraient aussi avantageusement dans la ration de cette femelle domestique qui n'aurait ainsi jamais reçu, chez elle, une nourriture aussi sapide, aussi variée et aussi nutritive.

VII

HYGIÈNE DE LA CHÈVRE LAITIÈRE

Très appréciée par les Hébreux, les Grecs et les Romains qui connaissaient, mieux que nous, sa véritable constitution et son véritable régime, ainsi que l'indique ce passage de l'*Histoire naturelle* de Pline : « le lait de chèvre est le meilleur pour l'estomac, parce que les chèvres se nourrissent plus de feuillage que d'herbe ; le lait de brebis, quoique plus doux et plus nutritif, lui convient moins, parce qu'il est trop gras » ; considérée de tout temps comme la première des femelles nourrices, à cause de son caractère affectueux, de sa petite taille, de sa robusticité, de la disposition de ses mamelles et de la valeur alimentaire de son lait, la chèvre semblait destinée à jouer un rôle grandissant chez les nations civilisées où l'allaitement artificiel est devenu un mal de plus en plus nécessaire lorsque, en quelques années, elle a été rejetée au dernier échelon des animaux domestiques par le concours simultané de l'agriculture qui la considère comme un terrible ennemi de l'hygiène, qui met en doute les vertus de son lait, et de la population des grandes villes qui la croit capable d'augmenter la nervosité naturellement croissante et déjà alarmante de ses enfants.

Une agriculture qui détruit, d'une façon si brutale et souvent si considérée, les bois et les haies ; qui tient si peu compte des arbres et des arbrisseaux dans l'alimentation du bétail, ne pouvait s'accommoder d'un animal domestique essentiellement forestier et buissonnier comme la chèvre ! En lui enlevant peu à peu sa véritable nourriture, elle l'a condamnée à vivre, en grande partie tout au moins, de fourrages naturels ou artificiels ; la vigueur, la rusticité de cet animal ont ainsi diminué graduellement, et son lait, qui était d'abord maigre, très aromatique et très minéralisé, d'une nature un peu sauvage en quelque sorte, se rapproche insensiblement du lait doux, gras et fromageux de la vache et de la brebis qui vivent presque exclusivement d'herbe.

Une hygiène qui professe l'invariabilité ou le peu de variation du lait sous l'influence de la nourriture ; qui proclame la supériorité des laits bouillis ou stérilisés sur tous les laits naturels dans l'alimentation des enfants du premier âge, doit fatalement favoriser la production du lait de vache de médiocre qualité et d'un prix de plus en plus modique ; elle ne peut en tout cas accorder au lait de chèvre qu'un rôle de plus en plus obscur.

Une population qui admet très justement l'in-

fluence de la nourriture sur le moral, et particulièrement de la nourrice sur le nourrisson ; une
population qui, d'autre part, ne connaît guère
que la chèvre élevée bourgeoisement avec son
insoumission et ses caprices, redoute naturellement cette nourrice et s'exagère beaucoup l'action
qu'elle peut exercer sur le caractère de ses enfants.

Dans ces conditions il est audacieux, téméraire
même, d'entreprendre la défense de la chèvre laitière ; nous le ferons néanmoins dans ce chapitre.

Il nous sera facile de démontrer, d'abord, que
l'existence de l'espèce caprine n'est pas incompatible avec les progrès de l'agriculture.

Il est certain en effet que les bois, les buissons
et les haies sont utiles au triple point de vue de
l'agriculture, de l'hygiène et de la défense du sol,
car ils sont à la fois des régulateurs de la distribution
de l'eau aux terres, des purificateurs, des régéné-
rateurs de l'air et des protecteurs contre l'invasion.

En France les inconvénients du déboisement se
font déjà cruellement sentir ; de vastes systèmes
de reboisement sont actuellement élaborés par
les savants et les ingénieurs, et tout porte à croire
que l'État en favorisera la réalisation.

Les inconvénients qui résultent de la destruction des haies et des arbres isolés sont moins manifestes ; on ne voit pas que ces cordons et ces îlots
de verdure entretiennent à la surface du sol une

certaine fraîcheur particulièrement utile dans les années extrêmement chaudes et sèches que nous venons de traverser ; ce qui frappe surtout, c'est l'aspect triste, désolé des contrées qui ont été privées de ces précieux ornements. En somme la reconstitution des haies, des pépinières d'arbres, des plantations isolées dans nos plaines, s'impose tout autant que le reboisement de nos montagnes.

Or tant qu'il y aura des bois, des buissons et des haies, il y aura des chèvres. De tous les animaux domestiques ce sont elles en effet qui utilisent le mieux les feuilles, les branches et les brindilles de ces prairies frutescentes et arborescentes. Et qu'on ne vienne pas nous dire que ces animaux sont utilisables seulement dans la production du lait et qu'il est dès lors regrettable de leur sacrifier une nourriture aussi abondante, car il nous serait aisé de démontrer que, contrairement au préjugé si universellement répandu, ce sont aussi de bons animaux de boucherie : le chevreau qui a tété pendant cinq à six semaines une chèvre nourrie au bois et à la haie, est supérieur au meilleur veau : sa viande est plus colorée, plus sapide ; la chèvre jeune convenablement engraissée avec les plantes très denses, très aromatiques qu'elle préfère, possède une chair et une petite quantité de graisse très nourrissantes et particulièrement savoureuses, absolument supérieures pour la confection des ragoûts.

Voyons maintenant comment doit se faire l'exploitation des pâturages et prairies sous-frutescentes, frutescentes et arborescentes.

Commençons par déclarer à la grande satisfaction de tous ceux qui ont à cœur la conservation et l'extension de nos bois et de nos forêts que, parmi les pâturages arborescents, ces derniers sont les moins importants pour la dépaissance des chèvres ; les bois et forêts de haute futaie, les seuls où ces animaux pourront être conduits sans danger, n'offriront guère à ces animaux que des gourmands et des rejets, des feuilles, des fleurs à des fruits tombés à terre. Comme les gourmands et surtout les rejets sont beaucoup plus vigoureux à l'air libre et à la lumière que dans l'air stagnant et à l'ombre des hautes cîmes, c'est presque uniquement la partie extérieure de ces bois et forêts qu'on fera parcourir par les chèvres.

Par contre, les bois et forêts de haute futaie constitueront, pour ces derniers animaux, de vastes prairies que l'on devra soumettre à des coupes réglées sans nuire à la végétation des arbres qui les composent ; le feuillard ainsi obtenu sera distribué parfois à l'état vert, le plus habituellement à l'état sec, à la place du foin.

Plus aérés, plus ensoleillés, plus vivants encore que la lisière des bois, les buissons et les haies sont à notre avis les véritables pâturages de l'espèce caprine ; l'aubépine, l'épine noire, la ronce, l'orme, le noisetier, le cormier sanguisorbe, le cognassier, les sauvageons (arbres fruitiers non greffés), sont les plantes qui conviennent le mieux à l'établissement des haies et buissons fourragers à la fois vigoureux, résistants à la dent des animaux et très nutritifs. Malheureusement l'action de cette dent nuit considérablement à la végétation ; les haies qui ont été broutées repoussent bien plus lentement que celles qui ont été taillées. C'est pourquoi les haies et buissons incultes, très touffus, situés le plus souvent à la limite des landes et des terrains vagues, seront seuls parcourus par les chèvres ; on soumettra les autres à des coupes régulières dont le produit constituera le fourrage vert des chèvres en stabulation, ou le supplément de nourriture de celles qui iront aux champs dans les conditions ci-dessus désignées.

Comme pacage ou comme pâturage, le buisson est supérieur à la haie ordinaire ; les plantes qui le constituent sont très rustiques et les épines dont elles sont munies les défendent un peu contre la dent des animaux. Par une coïncidence vraiment heureuse, l'épine blanche (alisier aubépine) et plus encore l'épine noire (prunier épineux) qui composent, avec l'alisier buisson ardent, avec les ronces, la plupart des buissons, donnent un lait très sapide et très digestible, ainsi que nous nous en sommes assuré dans de récentes recherches ; en outre elles végètent dans les terrains et sous les climats les plus variés, pourvu qu'ils ne soient pas trop humides. Conséquemment l'épine blanche et l'épine noire doivent constituer la base des buissons que nous appellerons, en raison de la fonction que nous leur attribuons, buissons d'allaitement artificiel : on peut en créer un peu partout sur les terres actuellement incultes et improductives.

Il est une catégorie de terres pour ainsi dire abandonnées qui se prêtent peu ou pas à l'établissement de bois, de haies et même de buissons, et qu'on pourrait exploiter cependant très fructueusement pour l'alimentation des petis ruminants ; ce sont les terres très humides, marécageuses. Parmi les essences qui s'y développent avec une extrême vigueur, il en est trois qui sont recommandables non pas seulement à cause de leur valeur nutritive, mais encore en raison de leurs propriétés toniques qu'elles doivent à des huiles essentielles, à des alcaloïdes d'une grande activité : ce sont le bouleau, le peuplier et le saule. Rien de plus facile que d'émonder périodiquement ces essences ; rien de plus simple que de conserver leur ramée presque verte pour l'hiver, ainsi que cela se pratique dans certains pays. Nous nous rappelons encore avoir vu, pendant notre enfance, des paysans tarnais distribuer à leurs moutons, pendant l'hiver, du feuillard de peuplier d'une verdeur et d'un arome sans pareils ; ils donnaient ensuite les grosses branches à des lapins qui ne laissaient pas trace d'écorce ; nous avons distribué nous-même bien souvent à ces derniers animaux du feuillard de saule que les paysans considèrent très justement comme ayant une valeur analeptique et tonique très grande.

Il est enfin des terres immenses, très calciques et très sèches, ne fournissant qu'une végétation maigre et de courte durée, que l'on pourra, quand on voudra, couvrir de verdure pendant la plus grande partie de l'année. Ces terres calciques se prêtent, en effet, non seulement à la création de buissons et de haies, mais encore à des plantations d'acacias dont la ramille, cueillie avant la floraison, est une véritable friandise pour la plupart des herbivores domestiques.

En résumé, aux intempérants en progrès agricole qui ne parlent que de défrichement alors que la plupart des terres déjà en culture sont loin de donner tout ce qu'on pourrait en tirer par une exploitation intensive ; à ceux qui prétendent que le mouton doit diminuer et la chèvre disparaître, nous répondons par l'organisation systématique des prairies sous-frutescentes et arborescentes dont l'établissement et l'entretien n'exigent, pour ainsi dire, aucune dépense ; et nous disons aux

paysans français : au lieu d'étendre inconsidéré-
ment l'aire de vos terres cultivées, faites rapporter
davantage à celles qui sont déjà en culture ; res-
pectez encore vos meilleurs pâturages et vos
meilleurs pacages ; créez-en de nouveaux par
l'établissement, le long des routes, des chemins,
dans les terrains vagues, de haies et de buissons
fourragers ; plantez l'acacia dans les terres calciques et maigres, l'orme dans les terres fraîches
et profondes, le bouleau, les peupliers et surtout le saule dans les terres marécageuses,
et vous aurez plus de fourrage qu'il n'en faudra
pour élever, sur une vaste échelle, les petits ruminants qui vous fourniront, outre leur lait, leur
viande et leur toison, une partie du fumier que vos
terres anémiées, que vos prairies réclament
impérieusement et qui est la condition première,
fondamentale, de votre relèvement économique.

L'existence de la chèvre étant ainsi reconnue
compatible avec un système cultural avancé, nous
pouvons examiner le rôle de cette femelle domestique dans la production du lait-aliment.

Chimiquement, le lait de chèvre se distingue du
lait de vache auquel il est intéressant de le com-
parer ici, par une plus forte proportion d'albumine
(Arthus), par une plus grande quantité de caséine
en suspension et une quantité moindre de caséine
dissoute (Duclaux), par la nature de sa matière

grasse, par sa teneur en sucre un peu moins élevée, etc. A l'air libre il subit plus lentement et
plus incomplètement la fermentation lactique, ce
qui rend sa conservation plus facile ; ses cendres,
d'un poids moyen de 8 grammes environ, sont
toujours plus riches en chlore et en fer, souvent
plus pauvres en soude que celle du lait de vache.

Physiologiquement, il paraît plus assimilable,
plus nourrissant, mais aussi plus échauffant que
le lait de vache ; les éleveuses d'enfants du midi
de la France font entre ces deux laits une différence qu'il est intéressant de rappeler ici : les
enfants élevés avec du lait de vache ont souvent
une certaine faiblesse du rein qui imprime à leur
marche un balancement caractéristique ; cette faiblesse n'existerait pas habituellement chez les
enfants nourris avec du lait de chèvre.

De nombreuses observations et expériences démontrent que le lait de chèvre convient très bien
à des nouveau-nés autres que les chevreaux. «Si
vous voulez avoir un bel agneau, disent les
bergers, faites-le élever par une chèvre » ; effectivement les agneaux ainsi allaités se développent
mieux que ceux nourris par leurs mères, en raison
probablement de la quantité beaucoup plus considérable de lait qu'ils ingèrent.

Ce qui est plus curieux, c'est l'élevage du veau
par la chèvre, ou pour mieux dire par les chèvres,

car il faut ici au moins deux nourrices pour un nourrisson ; les agriculteurs auvergnats qui mettent fréquemment en pratique ce mode d'élevage, prétendent que les veaux ainsi nourris ne le cèdent en rien à ceux qui sont allaités par des vaches.

Ce qui est plus curieux encore, c'est l'élevage du poulain par la chèvre dont nous connaissons un remarquable exemple. Un propriétaire de la Haute-Vienne, M. Limousin, possédait une petite jument bretonne qui mit bas d'une pouliche et mourut quelques jours après. La pouliche fut confiée d'abord à une chèvre, puis à deux chèvres qui l'allaitèrent assez longtemps ; elle devint grande, forte et belle comme une percheronne, mais elle présenta un caractère absolument intraitable qui en rendit l'utilisation très difficile.

La valeur du lait de chèvre pour les enfants du premier âge est très diversement appréciée. Tandis que, dans le midi de la France, en Afrique, en Égypte, ce liquide est considéré comme supérieur à tous les autres laits, les médecins des grandes villes du nord, particulièrement ceux de Paris, l'accusent d'être peu digestible pour les enfants d'une constitution ordinaire, et très indigeste pour une certaine catégorie d'enfants malades. Cette opinion vient surtout des résultats fâcheux obtenus jadis aux Enfants Assistés par le professeur

Parrot dans l'allaitement direct des enfants syphilitiques; elle vient aussi d'essais infructueux faits dans les hôpitaux de Paris par le professeur Tarnier et autres accoucheurs; elle vient enfin des différences qu'on a constatées plus récemment entre la digestibilité du lait de vache stérilisé et celle du lait de chèvre.

Que le lait d'une chèvre d'âge mûr ou vieille, nourrie presque exclusivement de foin de plaine, grand, sec et grossier, ou de légumineuses, ne puisse être digéré, pur et cru, par des enfants débiles ou malades, nous n'en doutons pas; nous en doutons si peu que nous n'oserions pas tenter des expériences sur ce point; mais ce que nous ne pouvons admettre, c'est qu'on déduise de là que le lait de chèvre est inférieur, dangereux même, et qu'on prononce, au nom des expériences précitées, sa suprême condamnation. Nous soutenons, au contraire que, dans certaines conditions de race, d'individu, d'âge, d'alimentation, etc., la chèvre est supérieure, comme nourrice, à toutes les autres femelles domestiques utilisées jusqu'à ce jour, et nos recherches *in vitro* nous font espérer que la cuisson sous pression rendra son lait beaucoup plus digestible sans en altérer trop profondément les qualités nutritives.

Il est néanmoins, dans l'histoire du lait de chèvre, un point sur lequel notre opinion n'est pas faite : c'est son action sur le système nerveux.

Dans certaines conditions qu'il serait bien difficile de préciser, la chèvre nourrice semble transmettre aux enfants un peu de cette instabilité mentale dont elle a toujours été le symbole et qui, pour cette raison, a été désignée sous le nom de caprice, dans notre langue.

Cette influence du lait de chèvre est mise en doute par les paysans; elle est acceptée, au contraire, sans conteste par les citadins : cela semble indiquer qu'un certain degré de nervosisme spontané est une des conditions de sa manifestation.

L'hygiène de la chèvre se confond sensiblement avec celle des autres femelles herbivores; il n'en est pas de même de l'alimentation. Ainsi que nous l'avons vu plus haut, la chèvre n'est pas une mangeuse d'herbes; elle préfère les plantes plus dures, plus amères et plus astringentes, c'est-à-dire les sous-arbrisseaux, les arbrisseaux et les arbres.

Malgré les observations nombreuses que nous possédons sur l'usage des branches d'arbre dans l'alimentation du bétail, malgré les récentes expériences et analyses de Ch. Girard, Grandeau, Müntz, Ramann, Biebrach, etc., nous ne connaissons encore que très imparfaitement la valeur de cette nourriture. L'analyse chimique, à laquelle on semble accorder une importance capitale, ne peut fournir que de faibles indications; elle est bien peu de chose à côté de cette quantité innombrable d'expériences et d'observations que les agriculteurs ont déjà faites sur ce sujet en des pays très divers et sur des espèces très différentes. Ce sont ces expériences et ces observations que nous prendrons pour base dans l'appréciation systématique que nous allons tenter ici.

D'une manière générale les fourrages sous-frutescents, frutescents et arborescents favorisent davantage la formation du sang et des muscles que celle de la graisse ou du lait; en tout cas ils ne donnent jamais qu'une petite quantité de graisse et une petite quantité de lait; conséquemment ces fourrages ne doivent pas entrer dans l'alimentation des animaux à l'engrais et des femelles laitières, à moins qu'on ne cherche à obtenir une petite quantité de lait ayant des propriétés particulières. En fait, la ramille ou les feuilles d'arbre sont habituellement proscrites de l'alimentation du bétail dans toutes les régions où l'on se livre à l'engraissement, à la production du fromage, celui de chèvre excepté, à celle du beurre, etc. Nous avons vu, dans le Limousin, des agriculteurs qui, malgré la disette des fourrages, refusaient de distribuer de la ramée à leurs bêtes à cause des difficultés qu'ils auraient plus tard pour les engraisser.

Dans l'espèce bovine les vaches utilisent bien mieux cette nourriture que les bœufs; il est même des cas où les feuilles très astringentes (chêne) provoquent chez ces derniers une inflammation grave, mortelle même du tube digestif, tandis qu'elles sont inoffensives pour les vaches et les veaux allaités.

D'une manière générale aussi les fourrages sous-frutescents, frutescents et arborescents conviennent mieux à la chèvre qu'au mouton, au mouton qu'au cheval, au cheval qu'au bœuf.

Comme dans les fourrages herbacés, les tiges sont plus nourrissantes que les feuilles. Les brindilles ont leur plus grande valeur nutritive à l'automne, au moment où les feuilles tombent et où s'opère la mise en réserve, et au printemps, avant l'éclosion des bourgeons ; les feuilles acquièrent toute leur sapidité et toute leur valeur alimentaire immédiatement avant la floraison.

En tout temps les fourrages sous-frutescents, frutescents et arborescents contiennent moins d'eau que les herbes ; dans les pays très humides, aux rosées abondantes, les premiers sont toujours plus mouillés, à leur surface, que les seconds ; pendant les grands froids, les feuilles gèlent d'autant plus facilement et d'autant plus fortement qu'elles sont plus près du sol : les herbes sont donc plus atteintes que les arbrisseaux, les arbrisseaux que les arbres. Cette petite quantité d'eau intus et extra, cette élévation protectrice contre la gelée, la richesse en principes amers, astringents, tannants, qui s'oppose, dans une certaine mesure, à l'influence d'une alimentation très aqueuse, font, des prairies sous-frutescentes, frutescentes et arborescentes, la véritable sauvegarde des petits ruminants soumis au régime du pâturage dans les pays humides et froids : les chèvres d'Auvergne qui paissent comme des moutons meurent dans les terres humides du Béarn, alors que la chèvre de ce pays qui broute haut, est d'une vigueur et d'une résistance considérables.

Pour juger comparativement de la valeur de ces fourrages, il faut tenir compte avant tout du but qu'on se propose :

1° Veut-on nourrir des animaux de travail ou donner à de petits ruminants qu'on n'engraissera pas, immédiatement tout au moins, de l'énergie, de la vigueur et une densité de tissus qui leur permettra de prendre impunément d'autres aliments très aqueux, il faut choisir le chêne (branches jeunes) ;

2° Veut-on mettre les petits ruminants à l'abri des affections hydroémiques et cachectiques ou mieux ramener à la santé ceux qui sont déjà atteints, on préférera le saule ;

3° Veut-on donner rapidement le poil brillant, les formes arrondies et toutes les apparences d'une santé luxuriante, la feuille de mûrier conviendra particulièrement ;

4° Veut-on engraisser légèrement, on emploiera surtout l'orme et le frêne, les feuilles plutôt que les branches ;

5° Veut-on un aliment qui nourrisse bien sans tonifier comme le chêne et le saule, ou sans engraisser comme l'orme et le frêne, on s'adressera à l'acacia ;

6° Veut-on enfin une feuille qui, chez les petits ruminants, nourrisse beaucoup plus que l'acacia, engraisse beaucoup plus que l'orme, préserve des affections hydroémiques plus que le chêne ou le saule, on choisira la feuille de lierre ;

7° A un point de vue plus spécial, veut-on sevrer de jeunes ruminants, les feuilles de saule, de mûriers et de lierre ont déjà fait leurs preuves : le saule est très employé dans les Landes pour nourrir de petits chevreaux qui tétent encore ; le mûrier sert au même usage pour les agneaux dans l'Aude, l'Hérault, etc. ; les feuilles de lierre sont distribuées fréquemment aux agneaux dans le Limousin. Ajoutons que pour faire passer les petits ruminants du lait aux aliments solides, les feuilles précitées sont supérieures aux meilleurs foins. Il nous a été dit que les jeunes agneaux nourris de feuilles de mûrier sont très avides de paille, tandis qu'ils refusent cet aliment lorsqu'ils mangent du foin ; c'est là un exemple remarquable de l'influence d'un aliment sur l'appétence et probablement sur la capacité digestive d'un animal pour un aliment tout différent, influence connue seulement jusqu'ici des praticiens et dont les savants, du reste, donneront difficilement les raisons ;

8° A un point de vue spécial encore, celui de la production du lait qui nous occupe surtout ici :

a) Veut-on un lait très maigre presque dépourvu de crème, on donnera principalement des branches de chêne ;

b) Veut-on un lait gras, crémeux et beurrier, les feuilles d'orme, ou les feuilles de frène, plus encore les feuilles de mûrier seront préférées ;

c) Veut-on empêcher le lait de couler, c'est-à-dire de fournir après coagulation une grande quantité de petit lait, tout en lui conservant un goût agréable, les feuilles de vigne séchées en partie et conservées dans des tonneaux, conviendront particulièrement ;

d) Veut-on obtenir un lait gras, quoique peu fromageux, très mousseux, très savoureux, on associera les branches d'acacia, d'orme et d'aubépine ;

e) Veut-on, enfin, obtenir un lait très nutritif et très digestible, on rejettera les feuilles et on donnera des brindilles des principales essences que nous avons déjà citées (acacia, orme, chêne, aubépine, épine noire, etc.).

On a parlé beaucoup, dans ces derniers temps, de la toxicité de l'acacia. Admise par des officiers à la suite d'accidents graves, quelques-uns mortels, survenus sur des chevaux qui avaient mangé l'écorce de cet arbre, elle a été niée par le professeur Cornevin à la suite d'expériences dans lesquelles plusieurs chevaux avaient consommé impunément des quantités notables de cet aliment.

On nous permettra d'exprimer ici notre opinion sur ce sujet ; les expériences du professeur Cornevin ne sont pas absolument concluantes. Il peut se faire que dans certaines conditions encore imparfaitement déterminées, l'écorce du robinier pseudo-acacia soit toxique pour le cheval et autres animaux domestiques.

Ce qui nous porte à le croire, c'est que la chèvre elle-même, si *tolérante* à l'égard des principes astringents, des alcaloïdes, etc., contenus dans les arbres, se fatigue très vite des branches d'acacia vertes, et qu'elle paraît souffrir un peu, à la longue, de cette alimentation.

C'est même une des raisons pour lesquelles nous n'accordons pas la première place, parmi les fourrages frutescents, aux feuilles de robinier, qu'on dit pourtant d'une richesse incomparable. Pour la chèvre laitière notamment cette place appartient, selon nous, soit aux très jeunes tiges de chêne prises dans les taillis, soit à la ramille d'orme jeune végétant sur un sol frais, profond et riche en humus.

Un mot sur la cueillette, le fanage et la conservation des fourrages sous-frutescents, frutescents et arborescents.

Quoique les jeunes branches soient beaucoup moins riches en eau et beaucoup moins débilitantes que la jeune herbe, il est cependant avantageux de ne pas cueillir trop tôt celles qu'on se propose de conserver ; mais il faut éviter surtout de les cueillir trop tard, à moins que d'autres conditions n'obligent à agir ainsi : en somme, si on ne considère que leur valeur alimentaire, les fourrages sous-frutescents, frutescents et arborescents doivent être cueillis immédiatement avant la floraison, ainsi que nous l'avons indiqué ci-dessus (les feuilles qui deviennent, en grandissant, extrêmement astringentes, comme celles du chêne, seront cueillies avant les autres).

Rien de plus simple que le fanage de ces fourrages ; il suffit d'exposer les branches isolées ou réunies en fagots pendant quelques heures à l'action de l'air et à l'ombre ; parfois même on peut se dispenser de ce fanage sommaire et engranger directement les fagots, à condition de les entasser sur un seul rang de façon à former des murs ou des prismes entre lesquels l'air circule librement (saule, peuplier, etc.).

Plus encore que les feuilles, les brindilles tendent à se dessécher et doivent être conservées en

un lieu frais ou mieux en plein champ, les fagots
debout, pressés les uns contre les autres et enfon-
cés dans la terre de quelques centimètres.

Puisqu'il est si facile de conserver aux fourrages
sous-frutescents, frutescents et arborescents une
bonne partie de leur verdeur et de leur succulence;
puisque certains d'entre eux acquièrent même,
quand ils sont bien engrangés, une odeur et une
saveur extrêmement agréables, pourquoi propose-
t-on de les ensiler, c'est-à-dire de les faire fer-
menter, de les rendre acides et par suite dénourris-
sants à un certain degré?

Nous comprenons plutôt l'écrasement de la
ramille tel qu'on l'a pratiqué cette année en Allemagne et en France, car ce système a au moins
le double avantage, d'abord de faire consommer
aux animaux des branches d'un certain volume
qu'ils ne mangeraient pas spontanément, ensuite
de favoriser le transport et la distribution de ce
fourrage. Cela ne veut pas dire que ce procédé de
conservation n'ait aussi certains inconvénients;
nous lui reprochons, pour notre part, de favoriser
le dessèchement des branches qui, restées entières,
auraient gardé une partie de leur sève; nous lui
reprochons surtout d'enlever à la ramille son
goût particulier, son bouquet; il semble que, par
l'effet du concasseur, les huiles essentielles contenues dans les feuilles et les brindilles s'oxydent

en partie ; la dessiccation très prononcée du fourrage ainsi divisé compléterait cette destruction. Ce qui est certain, c'est que les moutons et les chèvres acceptent difficilement, refusent même obstinément la ramille de chêne broyée, qu'ils mangent pourtant volontiers dans les conditions ordinaires, qu'ils recherchent même avidement quand cette ramille est jeune.

Ce que nous venons d'exposer sur les fourrages sous-frutescents, frutescents et arborescents nous permettra d'être très bref relativement à l'alimentation de la chèvre laitière.

Puisque le lait caille plus vite et que le caillot est plus dense, plus compact lorsque les animaux vont aux champs, les chèvres affectées à l'industrie fromagère seront conduites le plus possible au bois, à la haie et au buisson dans les conditions déjà précisées. Si les conditions culturales de la région obligent à les nourrir en stabulation, on leur donnera préférablement les feuilles sans brindilles de mûrier, de frêne, d'orme, d'acacia et de vigne, etc.

Lorsque la chèvre sera affectée à la production du lait-aliment, deux cas pourront se présenter : premièrement, on désirera obtenir un lait très gras, très nutritif et très aromatique ; et alors les branches d'orme, de mûrier, d'acacia, de noisetier, de sauvageon, cueillies à maturité, constitueront la base de l'alimentation ; secondement, on se proposera de réaliser un lait possédant à la fois une certaine valeur nutritive et une grande digestibilité ; alors les *brindilles très jeunes de chêne*, d'épine blanche, d'épine noire, etc., seront administrées presque exclusivement. Dans ce dernier cas la chèvre laitière, qui sera habituellement la chèvre nourrice ou pour mieux dire la chevrette nourrice, recevra la nourriture à la chèvrerie.

De ce que, pour conserver sa véritable nature et sa véritable fonction, la chèvre doit être nourrie de ramille en tout temps, il ne s'ensuit pas que d'autres aliments ne puissent lui être distribués avantageusement dans certaines circonstances. Ainsi, dans le cas où l'on voudrait réaliser un lait exceptionnellement gras et nutritif, l'alimentation par les feuilles d'orme, d'acacia, de mûrier, de lierre, de noisetier, etc., serait complétée par l'usage du regain d'altitude : le lait de ruminant le plus remarquable que nous ayons encore analysé provenait d'une chèvre béarnaise de Bédous, âgée de deux ans et demi, allant à la montagne pendant le jour et recevant, matin et soir, deux livres environ de très bon regain.

L'aliment concentré qui produit chez la chèvre le lait le plus agréable à boire et le plus crémeux, est incontestablement le pain de blé : dans le cas précédent on pourrait en donner facilement une livre par jour, à condition de le distribuer rassis et par petits morceaux.

VIII

HYGIÈNE DE LA VACHE LAITIÈRE

Au point de vue de la production du lait, la vache occupe une place à part dans la hiérarchie des femelles domestiques ; sa masse, son rendement, la persistance de la sécrétion mammaire en l'absence du produit de la conception et par le fait seul de traites régulières, la composition chimique et les propriétés physiologiques de son lait qui permettent de l'utiliser dans la production du lait fermenté, du lait fromager, du lait beurrier, du lait-aliment et du lait-médicament, sont les principales raisons de cette supériorité.

Chimiquement, le lait de vache occupe une place intermédiaire aux différents laits que nous avons examinés jusqu'ici. Plus riche en caséine que celui des solipèdes, il l'est moins que celui des petits ruminants ; plus sucré que le lait de brebis ou de chèvre, il l'est moins que le lait de jument ou d'ânesse ; moins gras que celui de brebis ou de chienne, il l'est plus que ceux de chamelle, d'ânesse et de jument ; moins minéralisé que le lait de chamelle, de chienne, de truie et de brebis, il l'est plus que celui des solipèdes. Sa matière grasse renferme des glycérides à acides volatils qui donnent à la crème et au beurre l'arome et le bon goût que l'on connaît. Quant à la matière minérale (8 grammes par litre en moyenne), elle est relativement pauvre en chlore (1 gramme), en soude (1/2 gramme) et riche en acide phosphorique (2 grammes) en chaux (1 gr. 8) et en potasse (2 grammes) : ces chiffres sont des moyennes prises sur un grand nombre de nos analyses.

Abandonné à l'air libre, le lait de vache subit assez rapidement la fermentation lactique, ce qui rend sa conservation assez difficile par les temps chauds et orageux ; sous ce rapport il est inférieur au lait de chèvre, plus encore au lait de brebis.

Physiologiquement, il se distingue par sa caséification rapide et complète ; au sortir de la mamelle il caille avec une très grande rapidité, et le fromage qu'il engendre expulse rapidement un lactosérum clair et abondant.

La caséification est d'autant plus lente, d'autant plus pénible qu'on s'éloigne davantage de la traite ; il en est de même de la rétraction primaire.

Quant à la rétraction secondaire, elle est toujours plus prononcée que dans les autres laits par suite de l'intensité de l'acidification du lactosérum.

Finalement le lait de vache produit, dans l'estomac, un fromage compact, dur, élastique, difficilement accessible aux sucs digestifs ; sa digestion gastrique nécessite une grande quantité de salive que les jeunes veaux seuls sont capables de sécréter.

Au point de vue de son action générale, on peut dire que le lait de vache est, plus que tout autre lait, un aliment de croissance; la quantité d'eau de constitution, d'acide phosphorique, de chaux et de potasse qu'il contient, le fromage dur, compact qu'il engendre dans l'estomac et dont la digestion suppose l'intervention d'une quantité abondante de liquide gastrique, l'état relativement jeune, qu'on nous permette cette expression, de la matière grasse, la pauvreté en fer, etc., semblent démontrer que ce liquide est avant tout favorable au développement des tissus, particulièrement des os; qu'il permet, dans une mesure moindre, la mise en réserve d'une graisse molle, fusible à basse température; qu'il est impropre, qu'il s'oppose même, dans certaines limites, à la consolidation des os, à la formation définitive du sang, des muscles, etc.; qu'il n'est pas un aliment de force; qu'il n'est même pas un aliment complet pour des individus autres que ceux auxquels il est naturellement destiné.

Ceci étant en contradiction flagrante avec ce qui est unanimement admis dans le monde médical, nous devons l'appuyer sur quelques considérations physiologiques.

Quand on parle des aliments d'une manière

générale, ou plus spécialement des aliments complets, on distingue rarement l'organisme auquel ces aliments sont destinés : par exemple, on ne distingue jamais l'âge de cet organisme. Cependant, pour nous en tenir aux animaux domestiques, l'état nutritif est bien différent pendant la croissance et à l'état adulte, et les aliments qui conviennent à ces deux âges sont loin aussi d'être identiques ; la croissance elle-même s'exécute en deux phases bien distinctes qui nécessitent une alimentation spéciale.

Dans la première phase la croissance est générale ; tous les tissus sont mous, gorgés de liquide ; le sang et les muscles sont pauvres en hémoglobine, les os tendres et flexibles, la graisse fusible à très basse température ; c'est dans cette phase surtout que croissance et faiblesse sont absolument indissolubles.

Parmi tous les aliments, le lait seul a une composition chimique et des propriétés physiologiques complètement en rapport avec cet état nutritif. M. Bunge a reproché à ce liquide sa faible teneur en fer ; mais pourquoi un aliment destiné à la formation des tissus jeunes, du squelette surtout, contiendrait-il le fer nécessaire à celle du sang d'un âge plus avancé ? et dans le cas où il en renfermerait une quantité plus grande, ce qui serait irrationnel particulièrement pour un lait destiné à des jeunes êtres dont la croissance est très rapide (ruminants), la digestion du composé phosphaté-calcique, nécessairement prédominante, ne s'opposerait-elle pas, dans une certaine limite, à celle du composé ferrugineux?

De même que la croissance générale est peu compatible avec un certain état de graisse (nous en avons cité des exemples), de même elle est peu compatible avec un certain état des muscles et du sang ; les veaux, agneaux et chevreaux exclusivement nourris de lait ont les chairs blanches et le sang pâle, mais ils s'accroissent très vite; ceux qui mangent jeunes ont les chairs et le sang plus foncés, mais ils s'accroissent plus lentement.

Du reste, chez l'adulte, le sang très riche en hémoglobine nuit à l'engraissement, à la fécondation et autres fonctions qui ne dépendent pas plus de ce liquide que la croissance : pour commencer l'engraissement des bœufs les plus robustes des vieilles races non perfectionnées, il est parfois indispensable de les affaiblir par des saignées répétées; certaines vaches très vigoureuses ne sont fécondées qu'après une saignée copieuse.

Dans la deuxième phase, la croissance se localise en quelque sorte et devient compatible avec un développement plus avancé du sang et des muscles, inséparable d'un certain degré de consolidation ; dès lors le lait convient peu ; il convient d'autant moins qu'on avance davantage dans cette deuxième phase toujours très longue de la croissance.

Enfin il arrive un moment où l'abondance des globules rouges dans le sang, la richesse des muscles en hémoglobine, corrélative de celle du sang, le point de fusion élevé des matières grasses, surtout de la graisse interne, la dureté des os, etc., annoncent que la croissance finit et que l'âge des manifestations extérieures de la force commence. Le lait convient ici encore moins que dans la deuxième phase ; ses inconvénients seront peut-être moins visibles, car des tissus fortement consolidés sont moins influencés que des tissus jeunes par la nature de l'alimentation ; sa pauvreté en fer retentira cependant sur le sang et se traduira extérieurement par une certaine pâleur ; sa matière grasse fusible à basse température amollira un peu celle de l'organisme qui s'en nourrit ; l'état liquide ou demi-liquide du bol intestinal qu'il engendre après coagulation, son action diurétique, etc., auront aussi leur part dans l'affaiblissement de cet organisme adulte qui est, du reste, si inhabile à digérer et à assimiler un semblable aliment.

En résumé le lait est un aliment qui, au point de vue chimique et physiologique, s'éloigne considérablement des autres aliments ; sa digestion suppose, chez celui qui s'en nourrit, certains ferments et une certaine disposition du tube digestif; son utilisation complète suppose également des besoins spéciaux; il convient; il convient seul, et il convient seulement à l'alimentation des jeunes êtres pendant la première phase de leur développement. Son influence est d'autant moins prononcée, d'autant moins spéciale qu'on le dénature davantage par l'action des agents physiques et chimiques.

Revenons au lait de vache que les considérations précédentes nous permettront maintenant d'apprécier plus complètement. Convient-il à des nouveau-nés autres que ceux auxquels il est naturellement destiné?

D'après ce que nous avons dit, il ne saurait être avantageux que pour des jeunes animaux dont l'accroissement squelettique est plus rapide que celui du veau; or il n'en existe pas parmi les animaux domestiques; donc, strictement, il ne convient qu'au veau.

En fait, les jeunes chiens et les porcelets le digèrent mal, même après coupage : leur ventre se développe outre mesure comme celui des enfants ainsi nourris. Quoique naissant dans un certain état de perfection physique, le poulain s'accommode difficilement du lait de vache; le plus souvent il ne le digère bien qu'après dilution avec le thé de foin, le meilleur des liquides de coupage dans l'allaitement artificiel des jeunes herbivores.

L'agneau et le chevreau utilisent, mieux que le poulain, le lait de vache, mais ils sont moins denses, moins vigoureux que dans l'allaitement maternel; certains sont pris de dévoiement et meurent.

On sait combien l'enfant digère et assimile mal le lait de vache cru; habituellement il est pris d'abord de constipation, puis de diarrhée. Dans les conditions les plus favorables l'enfant a le teint pâle, les tissus mous, le ventre volumineux, large et dur : les éleveuses d'enfants normandes ont remarqué depuis longtemps, chez les enfants artificiellement allaités, ces particularités de l'abdomen qu'elles désignent sous le nom de ventre cailleux, en raison probablement du rôle qu'elles attribuent au caillé ou fromage dans son développement.

Par la cuisson et surtout par la stérilisation le lait de vache perd un peu de ses défauts, mais il perd aussi, malheureusement, de ses qualités : nous nous sommes déjà expliqué sur ce point.

Rappelons ici un fait que l'on constate dans les campagnes et dont nous avons été quelquefois témoin. Sous l'influence d'un lait de vache très riche en principes nutritifs et surtout extrêmement beurrier, certains enfants prennent un déve-

loppement squelettique considérable : au moment
du sevrage, par exemple, ils ont plus de masse
que les enfants du même âge nourris au sein. Par
contre ils sont plus pâles, plus mous ; ils marchent
plus tardivement et plus difficilement : il semble
que le lait de vache les a conservés longtemps
faibles pour les faire plus grands et plus gros.

Nous pouvons aborder maintenant l'étude de
l'hygiène de la vache laitière.

Disons d'abord que la question si importante
de la ventilation de l'habitation soit de l'homme,
soit des animaux est absolument mal comprise,
aussi bien par les hygiénistes que par les architectes. On ne tient plus compte que de la constitution gazeuse de l'air, et l'on croit avoir résolu
le problème quand on a enlevé du gaz carbonique
et apporté de l'oxygène dans une atmosphère où
respirent des êtres vivants. On s'occupe peu ou
pas des poisons volatils éliminés par la peau
ou par le poumon, quoique l'observation la plus
élémentaire prouve que leur présence dans l'air
inspiré est autrement grave qu'un faible déficit
d'oxygène ou un léger excès de gaz carbonique.

Et c'est au moment où la vieille théorie de la
respiration est reconnue fausse, au moment où
les physiologistes démontrent : 1° que l'épithélium pulmonaire est actif ; qu'il peut heureusement prendre l'oxygène et rendre le gaz carbo-

nique à un air qui contient beaucoup moins
d'oxygène et beaucoup plus de gaz carbonique
que l'air normal, en sorte que la respiration est
une fonction de cet épithélium pulmonaire comme
la digestion est une fonction de l'épithélium intestinal ; 2° que l'air expiré contient normalement
des principes toxiques résultant de l'élimination
par le poumon de certains déchets ; c'est à ce moment, disons-nous, qu'on nous parle seulement des
changements gazeux, qu'on nous vante les murs
qui respirent et qu'on bâtit finalement des
maisons où tout est sacrifié au luxe et rien à
l'hygiène.

N'en déplaise aux architectes, les corps volatils
éliminés par le poumon et par la peau n'ont pas
le pouvoir diffusif des gaz de l'atmosphère ; ils ne
traversent pas, comme ces derniers, le pisé ou la
brique ; ils ne passent même pas facilement dans
les petits trous, dans les petits tuyaux qui servent
maintenant à ventiler nos chambres minuscules.
Pour s'en débarrasser rapidement et sûrement
il est nécessaire de substituer à ce renouvellement
de l'air bulle à bulle qu'on vante tant aujourd'hui,
le renouvellement en masse, par de larges ouvertures.

Et il ne faut pas, pour cela, que l'habitation
s'échauffe trop en été, ou se refroidisse trop en
hiver, il ne faut pas non plus qu'il existe des cou-

rants d'air, en temps ordinaire, dans l'intérieur de l'habitation. Nous n'avons pas à exposer ici en détail comment on obtient ce résultat. Nous dirons simplement qu'il faut : 1° des murs très isolants ; 2° des fenêtres servant plus à l'éclairage qu'à la ventilation et des fenêtres servant plus à la ventilation qu'à l'éclairage, la fermeture de ces dernières ne laissant rien à désirer. Avec cela on pratiquera la ventilation intermittente à des heures régulières et dans des conditions que nous n'avons pas à préciser ici.

Appliquons ce qui précède aux animaux domestiques utilisables dans la production du lait et particulièrement à la vache laitière.

Nous ne connaissons pas malheureusement les variations quantitatives et qualitatives de l'émonction pulmonaire et cutanée chez les diverses espèces et dans les principales conditions physiologiques et pathologiques ; nous savons bien que l'excrétion cutanée est plus importante chez le cheval que chez le bœuf, chez le bœuf que chez le mouton, chez le mouton que chez le chien ; nous savons bien que l'haleine du porc est plus nuisible à l'homme que celle du cheval, celle du cheval que celle du mouton, celle du mouton que celle du bœuf, mais nous ignorons comment varient les principes toxiques éliminés par la peau, par la bouche ou le nez (ces derniers provenant à la fois du poumon et de l'estomac).

Chez les herbivores, il faut tenir compte aussi des gaz rejetés aux deux extrémités du canal digestif. Chez les ruminants ce rejet est énorme pendant la rumination qui semble régulariser la tension des gaz dans les premiers réservoirs gastriques; il est moins considérable mais non moins négligeable pendant le repas; il existe, enfin, sous forme d'éructation gazeuse, en dehors de toute mastication.

Chez le cheval les gaz intestinaux sont expulsés uniquement par l'anus; il suffit d'observer quelques instants cet animal au repos pour s'assurer de l'importance de cette excrétion.

Malgré tout, si on s'en tient à l'observation pratique, l'animal domestique qui empoisonne le plus rapidement l'air ambiant est le porc, particulièrement le porc à l'engrais; conséquemment c'est lui aussi qui souffre le plus de l'air confiné.

Demandez à un vieux praticien comment il convient de construire une porcherie, et il vous répondra infailliblement que ce qu'il faut, avant tout, c'est un grand volume d'air se renouvelant facilement.

Si l'on réfléchit à la faible capacité pulmonaire du porc, spécialement du porc gras, on sera bien obligé d'admettre que cet animal vicie l'atmosphère ambiante bien moins par l'oxygène qu'il prend et le gaz carbonique qu'il restitue, que par les poisons qu'il rejette, soit par la peau, soit par les ouvertures naturelles.

Après le porc, nous placerons le cheval ; après le cheval, les petits ruminants ; après la chèvre et le mouton, le bœuf. Nous n'avons aucune observation précise sur le chien ; mais il est probable que l'émonction pulmonaire est intense chez cet animal.

En somme, de toutes les femelles domestiques, la vache, quoique rejetant des quantités de vapeur d'eau, est celle qui vicie le moins l'air dans lequel elle vit ; son voisinage est peu nuisible à l'homme : l'air des étables paraît même favorable à certains individus ; elle nuit peu aux animaux de son espèce ; elle exerce même indirectement sur eux une influence favorable, si l'on en croit des observations récentes : les bovidés se trouvent mal des étables très grandes et très aérées dites étables modèles, probablement parce que ces étables sont trop froides : la douce chaleur dégagée par ces animaux et par la fermentation d'une petite quantité de fumier, paraît favorable au développement des jeunes et à l'entretien des adultes ; c'est en tout cas, une économie sérieuse de nourriture.

L'action du froid sur les animaux en stabulation vient à l'appui d'une idée que nous avons toujours défendue. A l'intérieur des habitations l'homme et les animaux luttent difficilement contre un abaissement, même léger, de température ; si bien que l'impression de froid qui rend les animaux vivant en liberté si robustes, engendre fatalement des maladies chez ceux qui sont tenus en stabulation : personne jusqu'ici n'a fourni la raison de ce phénomène ; personne ne saurait expliquer, par exemple, pourquoi un courant d'air frais est à peu près inoffensif pour un homme au repos en plein champ, tandis qu'il est dangereux pour un homme au repos dans un appartement.

Pour ce qui concerne les femelles laitières, nous n'hésitons pas : pendant la saison froide ou pendant les nuits fraîches avec rosées abondantes de la saison chaude, ou la vie à l'air libre, ou la vie dans des étables plutôt chaudes que froides. Inutile de mettre un thermomètre dans l'étable comme le font ceux qui prétendent, qu'en toute saison, les animaux n'ont ni chaud ni froid dans un air à 18° ; l'impression légère de chaud que les animaux doivent ressentir dépendra non seulement de la température extérieure, mais de l'état hygrométrique de l'air, de l'état du poil chez ces animaux, de la nourriture qui leur a été distribuée, etc., autant de facteurs qu'un homme d'étable expérimenté apprécie rapidement et sûrement.

En général, il est avantageux de rentrer la

vache laitière à l'étable la nuit, en toute saison, et pendant une grande partie de la journée, durant la saison froide ; tout en la tenant chaudement nous lui donnerons, par la construction judicieuse des étables, une quantité considérable d'air facilement renouvelable.

Schématiquement l'étable que nous proposons

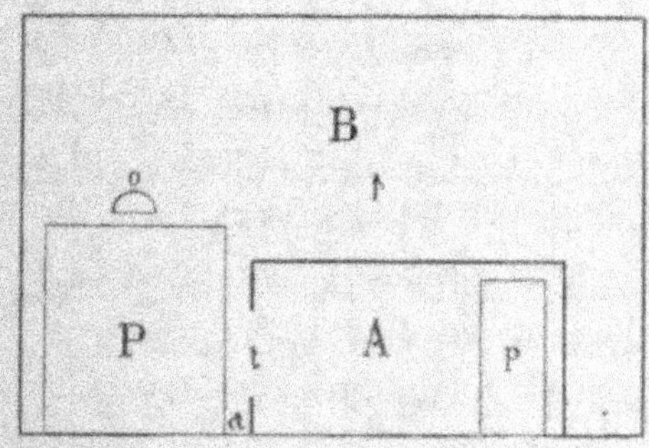

Fig. 1. — Schéma de l'étable modèle.

comme modèle peut être représentée par une boîte A contenue dans une autre boîte B beaucoup plus spacieuse, et séparée de celle-ci par une grande masse d'air pouvant se renouveler lentement, insensiblement, par le haut, grâce à de petites fentes, brusquement, en masse par la partie latérale et inférieure, grâce à une grande porte P percée dans la paroi que nous appellerons antérieure.

Destinée à recevoir les animaux, la boîte A présente, sur cette dernière paroi, une petite porte p ;

sur un autre côté une large ouverture *t* permettant aux animaux de passer la tête pour prendre leur nourriture.

Les parois de la grande boîte seront très épaisses, très isolantes ; celles de la petite boîte seront simplement imperméables à l'air : seule l'ouverture *t* restera toujours béante.

Pour obtenir le faible éclairage que recherchent les bêtes bovines pendant la nuit et une grande partie du jour, on percera une petite ouverture *o* sur la paroi antérieure de la grande boîte, de préférence au-dessus de la porte P.

Dans une étable ainsi construite, l'atmosphère A étant très isolée, les animaux deviennent pour ainsi dire les régulateurs de la température ambiante ; si bien que cette température s'élèvera rarement au-dessus de 18 à 20° pendant les fortes chaleurs de l'été et descendra rarement au-dessous de 10 à 11° pendant les grands froids de l'hiver.

Par la même raison, une légère humidité régnera en tout temps dans l'atmosphère A (on sait que si les bêtes bovines redoutent les habitations trop humides, elles redoutent tout autant et même plus les habitations trop sèches : pour les vaches laitières notamment, un air contenant une certaine quantité de vapeur d'eau paraît favorable à toutes les fonctions).

Dans la pratique, l'étable schématique deviendra, pour ne pas être trop coûteuse, ce que représente la figure 2, s'il s'agit de trois, quatre à cinq vaches seulement ; ce que représente la figure 3 dans le cas d'une dizaine de bêtes ; ce que représente la figure 4 pour un plus grand nombre.

La figure 2 représente une grange-étable à un seul rang qu'on pourrait appeler grange-étable simple, par opposition à la grange-étable à deux rangs, qu'on appellerait grange-étable double. On voit en t, t....., les ouvertures qui permettent aux animaux de passer la tête pour prendre la nourriture en a (ces ouvertures sont appelées cornadis dans le Limousin et autres régions ; la surface a étant désignée sous le nom d'aire dans la grange-étable double, on peut lui conserver cette dénomination dans la grange-étable simple).

Par mesure d'économie, le grand et le petit bâtiment ont trois parois communes et le grand bâtiment sert de grange : en somme, notre édifice est constitué par une petite étable contenue dans une grande grange.

Cette disposition a un autre avantage ; les fourrages étant entassés au-dessus de l'étable, isolent complètement les animaux de la partie supérieure de la grange, d'autant plus que le plancher est relativement bas (2 mètres environ au-dessus de la partie inférieure de l'étable).

Ailleurs, l'isolement est obtenu par les murs de la grange, épais au moins de 50 à 60 centimètres ; par un toit très oblique en tuiles plates et non en tuiles de Bourgogne qui joignent mal et permettent un renouvellement trop rapide de l'air. Malgré les frais et les difficultés de son entretien, le toit de chaume serait préférable au toit de tuiles ; nous avons exposé plus haut ses avantages et le moyen de les conserver partiellement en appliquant des paillassons épais à l'intérieur des toits de tuiles plates.

En raison du poids énorme du toit, il est prudent de ne pas trop charger le mur antérieur percé de trois ouvertures et de reporter au contraire la plus grande partie de la charge sur le mur postérieur, moins haut et absolument plein. C'est ce qui explique la disposition du toit représentée en coupe fig. 2.

La grange-étable regardant le midi, l'obliquité très prononcée du toit antérieur a encore l'avantage de protéger les animaux contre les rayons trop ardents du soleil, pendant l'été.

On remarquera que l'étable est légèrement enfoncée dans la terre par sa partie antérieure ; l'aire, soutenue par un petit mur m, est à 60 centimètres environ au-dessus du niveau inférieur de l'étable ; de ce point à la petite porte, la terre forme, extérieurement, un plan incliné $m\,n$. Cette disposition

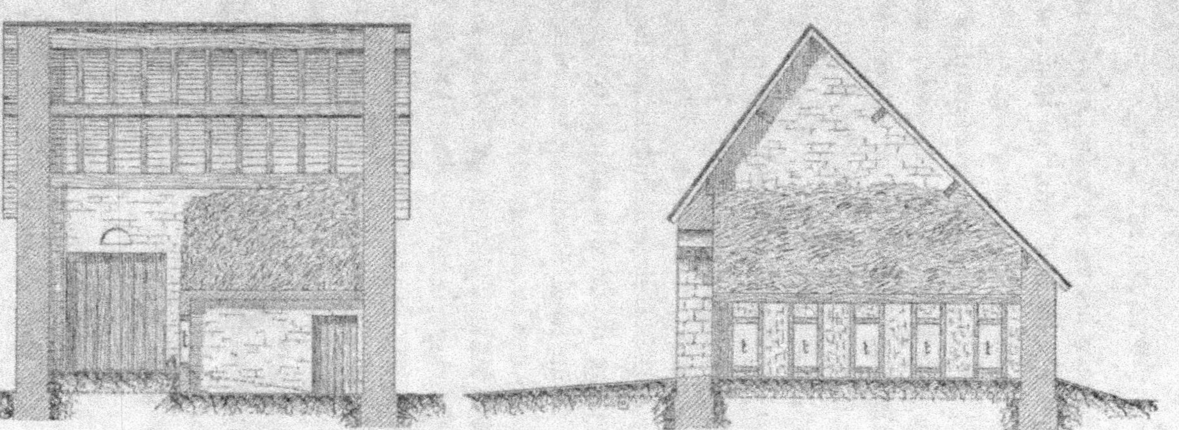

Fig. 2. — Grange-étable simple.

(Coupe en long.)

Fig. 2. — Grange-étable simple.

(Coupe en travers.)

a pour but d'éviter les variations de température et d'humidité dans la partie antéro-inférieure de l'étable, là où les animaux se couchent, se reposent et dorment ; c'est pendant le décubitus et le sommeil, en effet, que les animaux, comme l'homme, luttent le plus dificilement contre l'impression de froid qu'il faut éviter avant tout.

On nous objectera peut-être que sur des terres très humides la disposition précédente pourrait avoir des inconvénients ; nous ne le pensons pas, mais enfin, par mesure de précaution, on pourra cimenter la partie extérieure du mur en ce point.

Du reste, pour avoir des murs très isolants, très solides, et au fond économiques, si on tient compte de leur durée et du peu de réparations qu'ils exigent, il faut employer, extérieurement, la meulière, et jointoyer avec du ciment et de la rocaille de meulière ; la moitié intérieure du mur sera en petit moellon dur appelé vulgairement garni et mortier de sable de rivière, à la rigueur du mortier de sable de plaine.

La figure 3 représente la grange-étable double ; c'est, en somme, l'étable limousine ; pour en saisir la disposition, il suffira de se reporter à la figure 2.

Nous reprochons à cette étable un seul défaut, qu'il est, du reste, bien difficile d'éviter : l'aire centrale sur laquelle les animaux mangent est

trop haute. Sans avoir d'expériences précises sur
ce sujet, nous pensons que les animaux de l'espèce
bovine doivent prendre leur nourriture sur le sol ;
ils mâchent plus complètement, insalivent mieux
et avalent moins gloutonnement.

On ne manquera pas de nous faire observer que

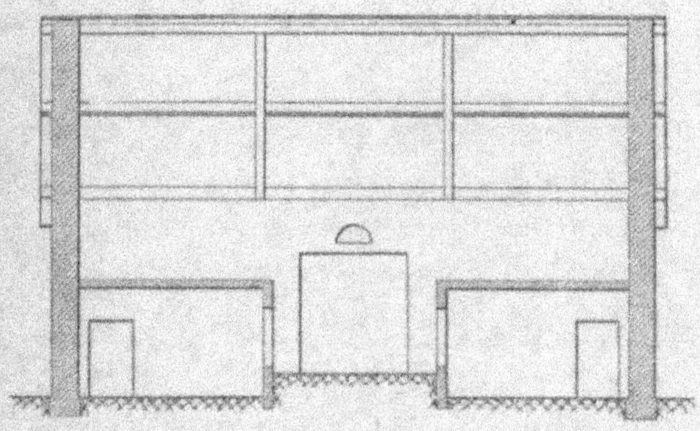

Fig. 3. — Grange-étable double.

cette grange-étable double ne convient qu'à un
petit nombre d'animaux (une dizaine environ).

A cela nous répondons, qu'en aucune circons-
tance, on ne doit réunir dans la même atmosphère un trop grand nombre de bovidés : à notre
avis, les étables contenant plus de dix bêtes sont
à rejeter. Quelles que soient, en effet, les conditions de ventilation, il est impossible de renouveler
suffisamment l'air dans une étable de trente, qua-
rante ou cinquante bêtes : tout le monde sait que

dans les grandes vacheries parisiennes largement
construites et si bien ventilées, l'air est chaud,
humide et d'une odeur désagréable (il est vrai que
les aliments fermentés ont aussi leur part dans
cette viciation de l'air). Ainsi que nous l'avons
exposé plus haut les excréta pulmonaires, cutanés
et autres, ne diffusent pas facilement : de même
que dans une fête en plein air où se réunissent

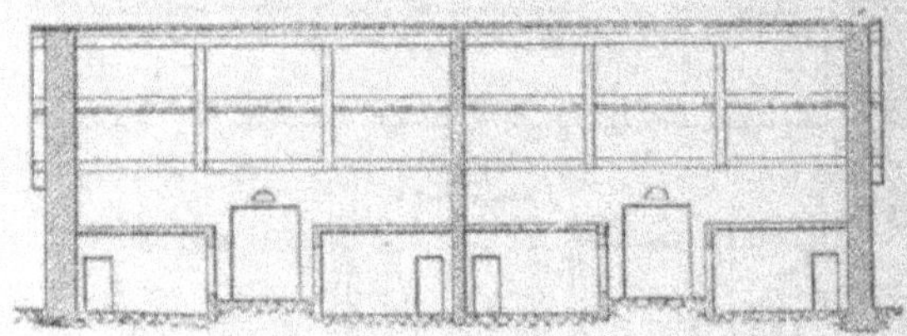

Fig. 4. — Granges-étables doubles adossées.

un nombre considérable de gens, les poisons
rejetés par l'homme stagnent plus ou moins, en
vain et malgré tout (un vent violent ne parvenant
même pas à les enlever complètement) ; de même
un grand nombre de bovidés, parqués au milieu
des champs vicieront, dans une certaine mesure,
l'atmosphère qui les entoure. A fortiori en sera-t-il
de même dans une étable ; et cela d'autant plus
que la ventilation par le haut, la plus efficace de
toutes, est habituellement secondaire relativement
à la ventilation par les côtés.

C'est pourquoi, au lieu de disposer la grange-étable pour recevoir un grand nombre de vaches (il suffirait pour cela, de diriger l'aire suivant l'axe du toit) nous adosserons les granges-étables de dix bêtes perpendiculairement au grand axe du bâtiment, ainsi que l'indique la figure 4.

Les granges-étables seront séparées par des cloisons minces, mais absolument imperméables à l'air, des cloisons en carreaux de plâtre, par exemple.

Les bovidés sont mieux couchés sur un sol qu'ils ont foulé et durci peu à peu que sur le pavé, mais le lavage des étables devient alors difficile et toute désinfection, en cas de maladie contagieuse, impossible : le pavage est donc un mal nécessaire.

Les pentes seront faibles (1 centimètre par mètre sous les animaux où une petite quantité de fumier les annulera); celle du caniveau seule sera assez forte (2 à 3 centimètres par mètre) pour conduire les urines vers une fosse étanche.

L'espace réservé à chaque bête sera, transversalement, de 1^m,50 environ ; dans le sens longitudinal, de 2^m,50 à 3 mètres : en arrière un trottoir de 1^m,20 environ séparera le caniveau du mur pour permettre facilement la circulation des bêtes et l'enlèvement du fumier.

Quant à l'attache, elle doit se faire à l'encolure

et non aux cornes ; la chaîne dont on se sert dans le centre et le midi de la France (fig 5), est certainement le moyen d'attache le plus simple, le plus solide et le moins gênant pour les bêtes. Cette chaîne doit être fixée très bas, à la partie inférieure de la grosse poutre surmontant le petit mur et soutenant les chevrons qui limitent les cornadis.

Entre une étable ainsi construite et le grand

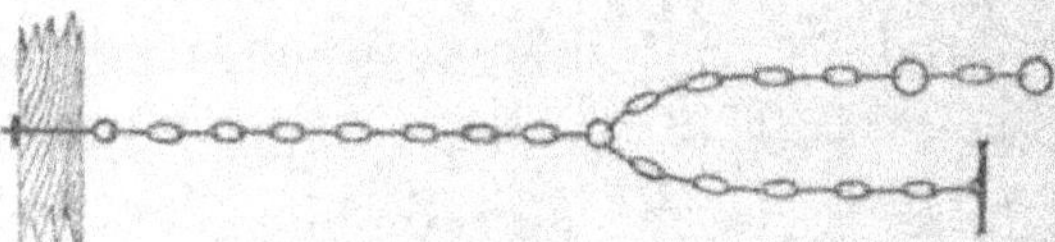

Fig. 5. — Chaîne-attache.

air, une vache n'hésitera pas, même pendant la belle saison : elle préférera l'étable.

Donc, si on adjoignait aux étables des enclos comparables aux paddocks et qu'on laissât les animaux libres, ces promenades seraient le plus souvent désertes : les vaches iraient chercher dans un coin de leur habitation le calme et la demi-lumière qui conviennent tant à leur tempérament.

Du reste, la marche dans la campagne étant, pour les animaux comme pour l'homme, le suprême exercice, il faut imposer aux vaches laitières des promenades régulières. Pour donner un but et un complément à ces promenades, on créera, dans la partie la mieux exposée des environs de la ville ou de la ferme, un grand enclos limité par des haies et planté çà et là de quelques grands arbres, où les bêtes pourront séjourner quelques heures, matin et soir, pendant la belle saison, quelques heures, l'après-dîner, pendant l'hiver : ce sera le *coderc* du centre et du midi de la France.

Ceci n'empêchera pas de conduire les vaches, de temps à autre, soit dans des chaumes fourrageux, soit dans des prairies récemment fauchées, soit dans des petits regains qu'il est impossible de faucher, soit ailleurs.

Que la vache laitière aille au coderc ou dans les champs, ce qu'elle trouvera ne constituera habituellement qu'un supplément de nourriture ; la partie essentielle de l'alimentation sera donnée à l'étable, dans les villes et dans tous les pays à culture intensive : les pays à pacages comme la Bretagne, les Alpes, etc., les pays à pâturages comme la Normandie font seuls exception à cette règle.

On comprend facilement que la nourriture de la vache qui vit librement dans les landes bretonnes, dans les alpages ou dans les prairies normandes, nous intéresse médiocrement ici ; ce qui nous importe surtout c'est l'alimentation de la vache tenue en stabulation dans les conditions que nous venons de préciser.

Cette alimentation variera notablement avec

la destination économique de cet animal. Ce que nous avons dit précédemment sur la production du lait fermenté, du lait fromager et du lait beurrier nous dispense d'établir ici le rationnellement de la vache dans ces trois circonstances : nous nous contenterons donc d'indiquer le régime de cette femelle laitière dans la production du lait-aliment que nous visons particulièrement dans ce travail.

Distinguons deux cas : premièrement, la production d'un *lait d'adulte*, agréable à boire et très nutritif ; secondement la production d'un *lai* destiné aux enfants du *premier âge* et réunissant, le plus possible, la valeur nutritive et la digestibilité.

I. — RÉGIME D'UNE VACHE DE FORTE TAILLE DANS LA PRODUCTION DU LAIT-ALIMENT D'ADULTE.

A. Régime d'été.

1. *Repas du matin...*
Regain d'altitude (transitoirement grande luzerne, sainfoin sec... 3 livres.
Herbe de bonne prairie ; à défaut sainfoin vert, à la rigueur luzerne montant à fleurs.............. 5 livres. } mélangés.
Paille de blé fourrageuse......................... 3 livres.

2. *Repas de midi......*
Cosses de pois, de haricots, plantes des chaumes, des cultures sarclées, des jardins (cirses jeunes, laiterons, liserons, renouée, etc.).......... 10 livres.
Paille de blé............ 3 kilos. } mélangés.

3. *Repas du soir......*
Le même que celui du matin ; mais on augmentera, suivant les besoins de l'animal, la quantité de fourrage sec (regain et paille).

B. Régime d'hiver.

1. *Repas du matin...*
Farine de maïs préalablement gonflée à l'eau tiède................. 1/2 litre.
Panais ou carottes (finement coupés)........ 5 livres. } Mélangés et distribués pendant la traite.
Regain de pré (transitoirement grande luzerne ou sainfoin sec). 4 livres.
Paille de blé............ 4 livres.

Régime d'hiver (*Suite*).

2. *Repas de midi.....* $\left\{\begin{array}{l}\text{Farine de maïs....... 1/2 litre.} \\ \text{Panais ou carottes. .. 5 livres.} \\ \text{Paille de blé.......... 4 livres.}\end{array}\right.$ $\left.\begin{array}{l}\\ \\\end{array}\right\}$ mélangés.

3. *Repas du soir.....* $\left\{\begin{array}{l}\text{Le même que celui du matin, mais on augmen-} \\ \text{tera, suivant les besoins de l'animal, la quantité} \\ \text{de fourrage sec (regain et paille).}\end{array}\right.$

Si le foin de pré de choix n'était pas aussi rare dans le commerce (il est presque toujours consommé sur place), nous le ferions entrer dans les rations précédentes de préférence au regain; il n'empanse pas les vaches aussi facilement que ce dernier; d'autre part, comme il est composé « d'herbes fines », il produit un lait bien supérieur à celui que donnent les autres fourrages secs.

En tous cas, à défaut de ce foin exceptionnel ou de regain, nous recommandons le sainfoin; à défaut de sainfoin, le mélange de sainfoin et de grande luzerne, fréquent aujourd'hui sur nos marchés; à défaut de ce mélange, la première coupe de grande luzerne, très tigeuse et peu feuillue.

II. — RÉGIME DE LA VACHE NOURRICE.

Le rationnement de la vache nourrice fait depuis longtemps l'objet de nos méditations ; très difficile à établir en effet, malgré sa simplicité apparente, il constitue en outre, le point le plus important de ce travail.

Pendant toute la durée de l'allaitement, le *foin très fin* de certaines prairies du littoral (Normandie) ou de certaines prairies d'altitude fauchées assez tôt, constituera la base de l'alimentation de la vache nourrice : on lui en donnera 15 à 20 livres par jour, en trois repas, celui du soir plus copieux que les deux autres.

La partie secondaire de la ration comprendra : la farine de maïs (1 litre et 1/2 par jour) et l'orge (3 litres par jour). Voici comment il convient de préparer et de distribuer ces deux aliments concentrés.

L'orge sera plongé dans l'eau pendant 24 heures, puis cuit pendant une demi-heure au moins dans une quantité d'eau aussi petite que possible et très légèrement salée avec du sel gris. Dès que la cuisson sera finie et sans laisser refroidir, on mélangera intimement au grain la farine de maïs :

en une heure ou deux la farine absorbera complètement l'eau qui imbibe l'orge.

C'est au moment des trois ou quatre traites quotidiennes qu'il conviendra de distribuer la farine de maïs et l'orge ainsi préparés. Comme l'orge cuit s'altère assez vite, surtout pendant les chaleurs, on fera cuire tous les matins la ration du jour.

Avec le foin, la farine de maïs et l'orge cuit on distribuera, à discrétion, la paille de blé jeune et fourrageuse : une portion de la paille sera mélangée au foin pour en modérer la préhension et faciliter ainsi la mastication et l'insalivation de cet aliment; l'autre portion, distribuée seule le soir, constituera l'unique aliment de nuit.

Dans les rations qui précèdent la paille de blé est toujours en excès ; les animaux en laisseront une partie qui servira pour la litière et entrera, finalement, dans la constitution du fumier. La paille ainsi rejetée par les vaches laitières ne sera donc pas perdue ; elle paraîtra même bien employée à tous ceux qui pensent, comme nous, que le fumier de paille de blé a une valeur fertilisante incomparable ainsi que le traduit ce vieil adage rural, malheureusement un peu oublié aujourd'hui : qui vend sa paille vend son bien.

TABLE DES MATIÈRES

PREMIÈRE PARTIE

DÉPENDANCE DES ANIMAUX DOMESTIQUES
QUANT A LA NATURE DES ALIMENTS
VARIATION DE LA FONCTION MAMMAIRE

4° Action spécifique des aliments.

DEUXIÈME PARTIE

HYGIÈNE DES FEMELLES LAITIÈRES EN GÉNÉRAL.

1° Hygiène des femelles laitières en dehors de toute destination économique.

2° Hygiène des femelles laitières d'après leur destination économique.

3° Hygiène des femelles laitières dans la production du lait fromager.

4° Hygiène des femelles laitières dans la production du lait beurrier.

5° Hygiène des femelles laitières dans la production du lait-aliment.

6° Hygiène des femelles laitières dans la production du lait-aliment-médicament.

TROISIÉME PARTIE

HYGIÈNE DES FEMELLES LAITIÈRES EN PARTICULIER.

1° **Hygiène de la truie laitière**.

2° **Hygiène de la chienne laitière**.

3° **Hygiène de la jument laitière**.

4° **Hygiène de l'ânesse laitière**.

5° **Hygiène de la brebis laitière**.

6° **Hygiène de la chamelle laitière**.

7° Hygiène de la chèvre laitière.

8° Hygiène de la vache laitière.

1710-95. — Corbeil. Imprimerie Ed. Crété.